Jutta Preisinger

Workout für
Vielbeschäftigte

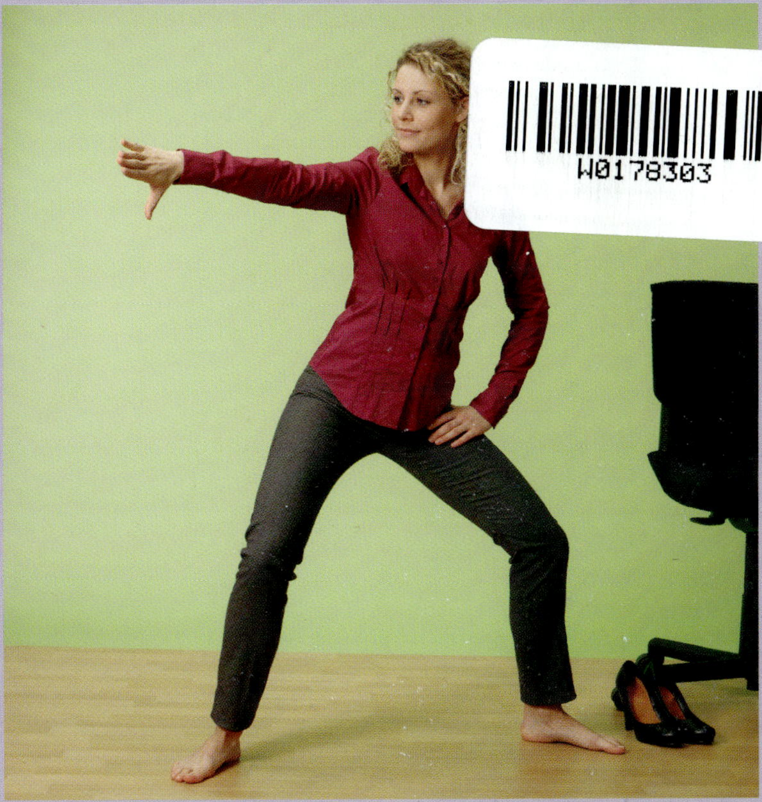

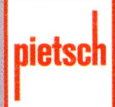

Einbandgestaltung: Luis dos Santos

Titelbild: Susanne Gnamm
Bildnachweis: Alle Bilder von Susanne Gnamm – Copyright © Gnamm – Fotografie
(www.fotostudio-gnamm-reutlingen.de)
Alle Logos und Grafiken wurden von der Autorin mit LOGOMAKER (Studio 5 Coorporation) erstellt.

ISBN 978-3-613-50700-5

Copyright © 2012 by Verlag pietsch, Postfach 103742, 70032 Stuttgart.
Ein Unternehmen der Paul Pietsch Verlage GmbH & Co. KG

1. Auflage 2012

Sie finden uns im Internet unter: www.pietsch-verlag.de

Lektorat: Angela Saur
Innengestaltung: Petra Pawletko
Druck und Bindung: LEGO s.p. A., 36100 Vicenza
Printed in Italy

Inhalt

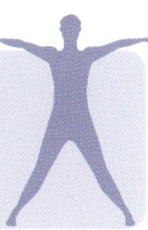

Inhalt

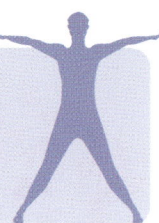

Es ist nicht genug zu wissen – man muss auch anwenden. Es ist nicht genug zu wollen – man muss auch tun.

Johann Wolfgang von Goethe

1 Workout für Vielbeschäftigte

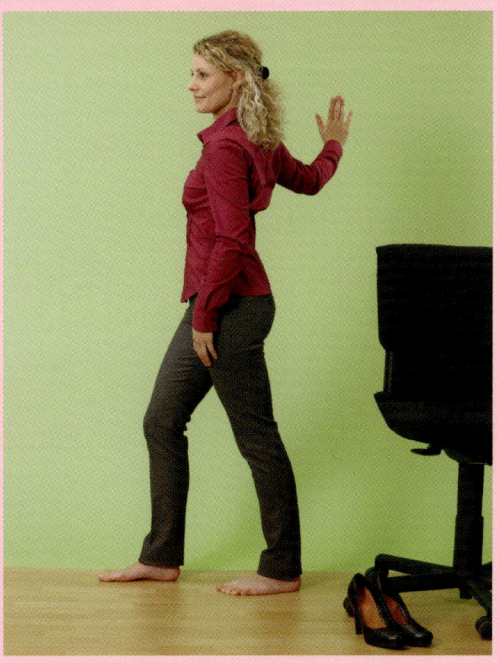

Ist dieses Buch ein Buch für Sie? Gehören Sie zu den Vielbeschäftigten? Sind Sie Angestellter* oder Selbständiger, Mitarbeiter oder Manager, alleinerziehende Mutter oder berufstätiger Elternteil, Ehepartner oder Single, Vielflieger, Außendienstler oder haben Sie einen örtlich gebundenen Arbeitsplatz? Wenn Sie zu mindestens einer dieser Personengruppen gehören, haben Sie vermutlich viele Verpflichtungen und ... wenig Zeit.

*Auf eine »weibliche Grammatik« habe ich mit Rücksicht auf die Lesbarkeit verzichtet. Die Leserinnen bitte ich um Verständnis für dieses Konstrukt.

Mehr Tempo, mehr Leistung, alles sofort, alles gleichzeitig und natürlich perfekt. Unser (Arbeits-)Leben ist geprägt von Zeitdruck und Flexibilität, ständig wachsenden Anforderungen, oft überhöhten Erwartungshaltungen an die eigene Leistung und dem steten Streben nach einem Idealbild, das kaum erreichbar ist. Wir wollen ständig unser Leben optimieren, beruflich wie privat immer auf der Überholspur sein, die Kontrolle haben, immer besser werden, mehr leisten und gleichzeitig all unseren Rollen als Mutter oder Vater, Partner, Freund, Arbeitnehmer, etc. gerecht werden. Das kostet uns jeden Tag viel Energie. Die Folge sind nicht selten ständige Überforderung und daraus resultierender Dauerstress.

Was dabei auf der Strecke bleibt sind WIR.
Die Zahlen belegen es: eine stetige Zunahme von Herz-Kreislauf- und Muskelskeletterkrankungen, Schlafstörungen, Erschöpfungszuständen, Übergewicht, Diabetes, Migräne, usw. Dabei wissen wir sehr genau, dass zu einem ausgeglichenen Lebensstil Sport und Bewegung, gesunde Ernährung und Entspannung, geistige Anregung und eine erfüllende Freizeitgestaltung sowie Hobbys und soziale Kontakte gehören. Wir ignorieren oder vergessen schlichtweg, dass unsere Energiereserven endlich sind. Wir wissen, dass wir den Energietank immer wieder auffüllen müssen. Doch gerade in Zeiten der Überlastung vernachlässigen wir es, diese Kraftquellen zu nutzen, um dauerhaft unsere Gesundheit und unser Wohlbefinden zu erhalten bzw. wieder zu gewinnen. Und doch ist alles, was Sie dafür brauchen, vorhanden. Es steckt in Ihnen. Vielleicht ist es gerade verschüttet oder in Vergessenheit geraten, vielleicht haben Sie es noch nie wahrgenommen. Aber es ist da. Vertrauen Sie darauf und nutzen Sie es.

Fünffach fit – das erwartet Sie

Dieses Buch ist eine Anleitung, wie Sie mehr Freude, Lebendigkeit, Fitness, Energie, Gelassenheit und Entspannung und Lust auf Bewegung erreichen können. Sie bekommen die entscheidenden Impulse – die Umsetzung liegt in Ihrer Hand!

Balance ist der Schlüssel. Deshalb basiert das Programm auf fünf Säulen, die ins Gleichgewicht gebracht werden sollen: Kraft, Ausdauer, Beweglichkeit, Entspannung und Ernährung. Und damit Sie es umsetzen können, finden auch die Themen Motivation und Mentaltraining Raum.

Zu all diesen Bereichen erhalten Sie Anregungen – angepasst an die Anforderungen eines alltagstauglichen Programms für Vielbeschäftigte.

Und darauf dürfen Sie sich freuen:
Die folgenden drei Kapitel beschäftigen sich mit Bewegung und Sport. Weshalb? Ein moderates und regelmäßiges Bewegungsprogramm verspricht viele positive Nebeneffekte: Knochen werden gestärkt, Herz-Kreislauf- und Muskelskelett-Erkrankungen wird vorgebeugt, Reflexe werden erhalten, das Herzinfarkt- und Schlaganfallrisiko sinkt, die Hirndurchblutung und damit die Konzentrations- und Leistungsfähigkeit steigt, das Immunsystem wird gestärkt, depressive Verstimmungen und Angststörungen werden abgeschwächt, u. v. m. Genügend Gründe also, aktiv zu werden.

Was Sie stark macht

Krafttraining. Aus den illustrierten und ausführlich beschriebenen Übungen für verschiedene Muskelgruppen können Sie Ihr individuelles Programm zur Stärkung zusammenstellen. Ihre Bedürfnisse werden sich unterscheiden, je nachdem, ob Sie einen sitzenden oder stehenden Beruf ausüben oder überwiegend zu Hause tätig sind. Probieren Sie alle Übungen aus und Sie werden schnell feststellen, welche Sie stärken und dass Ihnen die neugewonnene Kraft Entlastung bringt.

Leben ist Bewegung

Ausdauertraining. Bewegung ist unser Lebenselixier. Bewegung erzeugt Energie und das bedeutet, wir fühlen uns agil und »lebendig«. Selbst wenn die Zeit für Ausdauertraining fehlt, gibt es viele Möglichkeiten, wie Sie Ihr Bewegungskonto im Alltag erhöhen können.

Recken und Strecken

Dehnen/Beweglichkeit/Balance. Dehnübungen sind ein idealer Ausgleich zu monotonen Tätigkeiten oder einseitigen Belastungen, wie Schreibtisch- oder Fließbandarbeit. Sinnvoll sind sie auch zum Aufwärmen vor Kraftübungen. Da unsere Beweglichkeit und Balancefähigkeit mit zunehmendem Alter abnehmen, ist es wichtig, sie aktiv zu trainieren.

Nach dem Bewegungsteil geht's energievoll weiter. Die folgenden drei Kapitel geben Ihnen Anregungen, wie Sie aktiv Ihr Stressempfinden reduzieren und damit Ihre Gesundheit unterstützen können.

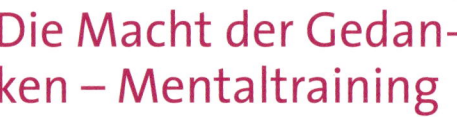

Dem Stress entfliehen und achtsam sein

Im fünften Kapitel beschreibe ich, wie Entspannungstechniken helfen, den täglichen Stress abzustreifen, um mehr Achtsamkeit für das Schöne und Wichtige im Leben zu erlangen. Außerdem lernen Sie, wie Sie mit Hilfe von »Entspannungs-Quickies« auch mal zwischendurch abschalten und so Ihre Achtsamkeit schulen können.

Tipp:

Selbst wenn Sie sich wenig gestresst fühlen, lohnt sich ein Blick in dieses Kapitel. Probieren Sie die eine oder andere Übung einfach aus. Ein bisschen mehr Gelassenheit können wir alle gebrauchen.

Alle beschriebenen Übungen können Sie am Arbeitsplatz oder zu Hause ausführen. Sie benötigen keinerlei Hilfsmittel und brauchen auch keine Sportkleidung.

Die Macht der Gedanken – Mentaltraining

Im sechsten Kapitel erfahren Sie, wie positive Merksätze, sogenannte Affirmationen, Sie mental bei der Erreichung Ihrer Ziele unterstützen können. Sie lernen, wie Affirmationen wirken, wie Sie Ihre eigenen Affirmationen entwickeln und wie Sie diese zielgerichtet einsetzen können.

Gesund genießen

Den Abschluss bildet das Kapitel **»Ernährung«.** Gesunde Ernährung und die richtige Menge sind die Basis für einen leistungsfähigen Körper und einen regen Geist. Diäten hingegen verursachen häufig eine Unterversorgung an wichtigen Mineralstoffen und Vitaminen und der Jo-Jo-Effekt ist oftmals vorprogrammiert. Sie erhalten Hinweise und Tipps zu gesundem Essverhalten im Job und unterwegs, »dos and don'ts« und auch einige grundsätzliche Informationen zu Lebensmitteln.

Das Besondere an diesem Buch

Wir kennen es alle: Man liest ein Buch oder besucht eine Seminar, ist begeistert vom Gelernten und möchte es nun umsetzen. Voller Tatendrang macht man einen Plan oder beginnt einfach direkt. Und dann, nach einigen Tagen oder Wochen verfällt man wieder in alte Gewohnheiten und ist am Ende noch frustrierter als vorher: Man schämt sich, weil man es wieder einmal nicht geschafft hat und wieder einmal zu wenig Selbstdisziplin aufgebracht hat! Und den ganzen Frust schluckt man dann auch noch mit einem Stück Schokolade oder einem Bier hinunter, getreu dem Motto »Jetzt ist's ja sowieso schon egal!« Ein Teufelskreis!

Das wird jetzt anders! Der »Persönliche Fitness- und Wohlfühlplaner« wird Ihre neue, innovative Motivationshilfe! Er unterstützt Sie dabei, sich selbst anzutreiben, zu kontrollieren und dauerhaft am Ball zu bleiben.

Und so funktioniert's:
Das Buch basiert auf einem **Bonuspunktesystem**. Für jede vorgestellte Übung, jede Entspannungs- oder Ausgleichsübung, die Einhaltung von Ernährungstipps sowie die Veränderung von hinderlichen Gewohnheiten gibt es Bonuspunkte, die am Kapitelanfang oder bei der jeweiligen Übung genannt werden. Anhand dieses Symbols können Sie die Anzahl der Punkte leicht erkennen:

Diese Punkte tragen Sie in Ihren »Persönlichen Fitness- und Wohlfühlplaner« in die entsprechende Spalte Kraft, Ausdauer, Beweglichkeit/Balance, mentale Ausgeglichenheit oder Ernährung ein – das Programm erledigt den Rest automatisch für Sie!
Überzeugen Sie sich von der Einfachheit der Anwendung. Laden Sie den »Persönlichen Fitness- und Wohlfühlplaner«* auf Ihren PC herunter:

http://50664.pietsch-verlag.de

*Wenn Sie den Planer nicht nutzen wollen, steht das dem Erfolg des Programms nicht entgegen. Sie können sich den Planer ausdrucken und manuell ausfüllen. Ich empfehle Ihnen, in einem kleinen Notizheft Ihr angestrebtes Ziel und die dafür geplanten Übungseinheiten aufzuschreiben. Notieren Sie, wann Sie Ihre Übungseinheiten machen und dokumentieren Sie Ihre Fortschritte, z. B. wenn Ihre Kopf- oder Rückenschmerzen deutlich weniger geworden sind oder Sie generell mehr Energie haben als bisher.

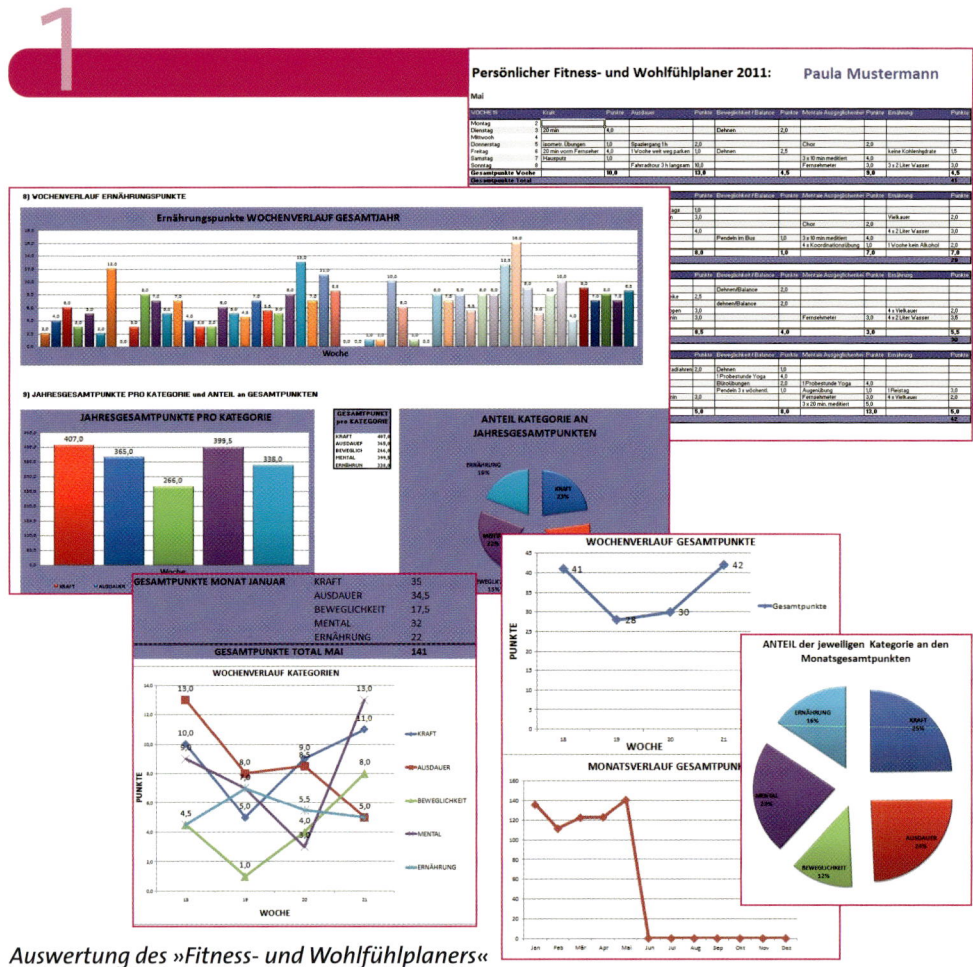

Auswertung des »Fitness- und Wohlfühlplaners«

Um sich damit vertraut zu machen, tragen Sie zunächst fiktive Bonuspunkte in die Spalten und Tage ein und testen damit die Auswertungen. Die grafischen Wochen-, Monats- und Jahresauswertungen machen Ihre individuellen Erfolge und Fortschritte ebenso sichtbar wie kleinere Rückschläge, also »faule Tage« oder nachlässige Ernährung. Ein guter Ansporn, sich erneut aufzuraffen, dranzubleiben und letztlich ein positives Wochen- oder Monatsergebnis zu erzielen! Und es macht Spaß, auf einen Blick zu sehen wo man steht und wie nahe man dem selbst gesetzten Ziel schon gekommen ist!

Durchstarten, dranbleiben, ankommen – jetzt geht's los!

Damit Ihnen der Einstieg in das Programm dieses Ratgebers leichter fällt, habe ich ein Drei-Phasen-Modell entwickelt. Sie erhalten Vorschläge für ein angestrebtes Bonuspunkte-Ergebnis, das sich Woche für Woche steigert. Sie werden sich langsam und kontinuierlich verbessern und so nachhaltige Erfolge erzielen ohne sich zu überfordern. Das Ziel ist es, alle fünf Säulen möglichst ausgewogen in Ihren Tages- bzw. Wochenablauf einzubauen.

So nutzen Sie Ihren »Persönlichen Fitness- und Wohlfühlplaner«

Das erste Etappenziel – die Kennenlernphase

In der ersten Woche ist der Punktestand unerheblich. Es geht vor allem darum, das Buch, die darin beschriebenen Übungen und die vielen Möglichkeiten, wie Sie Punkte »erwirtschaften« können, kennenzulernen und sich mit dem Planer vertraut zu machen. Überlegen Sie sich, wie Sie Bonuspunkte sammeln möchten – die Angaben dazu finden Sie in den jeweiligen Kapiteln.

Was wollen Sie gerne ausprobieren, was können Sie ohne großen Aufwand umsetzen und wie könnte Ihr persönlicher Wochenplan aussehen? Tragen Sie die Zeiten für Übungs- und Entspannungseinheiten in Ihren Kalender ein, kleben Sie Post-its an Ihren Spiegel, richten Sie einen Motivationsspruch als Bildschirmschoner ein, schicken Sie sich selbst eine »Yes, you can!«-Mail, stellen Sie einen Gegenstand auf Ihren Schreibtisch, der Sie daran erinnert, usw. Machen Sie beispielsweise jeden Morgen nach dem Aufstehen ein paar Dehnübungen und wecken Sie so Ihre Lebensgeister. Als Einsteiger können Sie auch damit beginnen, die Zeit in der Warteschlange im Supermarkt für isometrische Übungen (Kraft) zu nutzen. Im nächsten Schritt bauen Sie mehr Bewegung im Alltag ein: Nutzen Sie verstärkt die Treppen, steigen Sie abends schon eine Haltestelle früher aus und gehen den Rest zu Fuß. Oder machen Sie beim Zähneputzen ein paar Kräftigungsübungen. Wiederholen Sie diese kleinen Neuerungen so oft wie möglich. Je regelmäßiger Sie das tun, umso schneller wird es zu einer neuen Gewohnheit. Und je schneller es eine Gewohnheit ist, umso weniger Kraftaufwand bedeutet es für Sie, die Übungen zu machen.

Das zweite Etappenziel

Ab der zweiten Woche sind 15 bis 20 Bonuspunkte die Zielvorgabe. Berücksichtigen Sie dabei alle fünf Säulen, denn Kraft, Ausdauer, Beweglichkeit, Entspannung und Ernährung tragen gleichermaßen zu einem gesunden Lebensgefühl bei. Wenn man nur seinen Körper fordert und dabei den Wechsel zwischen An- und Entspannung vernachlässigt, kann es zu einer muskulären Überbelastung kommen. Wer sich andererseits nur auf Entspannung fokussiert und seinen Körper nicht immer wieder an seine Leistungsgrenzen bringt, baut Muskulatur ab. Sehen Sie sich zwischendurch die Auswertungen in Ihrem Fitness- und Wohlfühlplaner an, und sofort wissen Sie, in welchem Bereich Sie Nachholbedarf haben.

Es ist gar nicht so schwer! So erzielen Sie in einer Woche spielend 20 Punkte: zweimal zehn Minuten isometrische Übungen im Supermarkt oder im Stau, ein paar Dehnübungen im Büro, zweimal einen einstündigen Spaziergang und ein zehnminütiges Kreislauftraining (Ausdauer). Morgens machen Sie ein ausgiebiges Dehnprogramm (Balance/Beweglichkeit), zweimal pro Woche meditieren Sie fünf Minuten und Sie üben dreimal einen Entspannungs-Quickie (Mentalpunkte). Außerdem trinken Sie täglich zweieinhalb Liter Wasser und kauen Ihre

Mahlzeiten genussvoll und intensiv (Ernährung). So einfach kann es sein!

Um kontinuierlich fitter und kräftiger zu werden, sollten Sie **zwei Regeln** beachten:

1. Der wirksame Trainingsreiz

Wichtig ist: Fordern, aber nicht überfordern. Versuchen Sie mindestens zweimal täglich an Ihre Leistungsgrenze zu kommen. Geraten Sie kurzfristig ordentlich außer Puste – beispielsweise indem Sie einen kurzen Sprint zum Bus einlegen oder eine Treppe hinauf laufen statt zu gehen. Finden Sie eine optimale Balance zwischen Anstrengung und Überforderung. Je sportlicher Sie sind, umso größer darf die Herausforderung sein. Doch auch für Einsteiger gibt es im Alltag genügend Gelegenheiten, an ihre Grenzen zu gehen.

2. Regelmäßigkeit und Kontinuität

Regelmäßigkeit und Kontinuität sind die wesentlichen Erfolgsfaktoren auf Ihrem Weg zu mehr Fitness und Wohlbefinden. Kurze tägliche Bewegungseinheiten bringen mehr, als nur einmal wöchentlich ins Fitness-Studio zu gehen. Die im Buch beschriebenen Bewegungsübungen führen Sie am besten täglich durch. Bei gezieltem Krafttraining hingegen sollten 48 bis 72 Stunden zwischen den Trainingseinheiten liegen. In dieser Zeit bilden sich neue Muskelzellen und damit steigt die Leistungsfähigkeit. Durch zu lange Trainingspausen von einer Woche oder mehr geht Ihr bereits erarbeiteter Trainingseffekt wieder verloren und Sie müssen wieder von vorne anfangen!

Das dritte Etappenziel

Nach weiteren zwei Wochen, also ab der vierten Woche, steigern Sie sich auf etwa 25 bis 30 Bonuspunkte – gerne auch mehr. Je mehr Sie investieren, desto fitter und besser werden Sie sich fühlen. Aber bitte nicht übertreiben! Finden Sie das für Sie ideale Fitness- bzw. Wohlfühl-Level, bleiben Sie dran und halten Sie es. Schon bald setzt ein positiver Gewohnheitseffekt ein und Sie werden das neue Lebensgefühl genießen. Bleibt dann die gewohnte Bewegungs- oder Entspannungspause aus oder Sie verfallen wieder in alte, ungesunde Essgewohnheiten, wird Ihr neuer innerer Antrieb, Ihre neue Kraft rebellieren und nach »mehr vom Guten« verlangen! Und Ihr »innerer Schweinehund« wird sich endgültig zurückziehen. Geschafft! Ihr neues Leben hat dann schon begonnen!

Und so geht's weiter

Sie haben nun seit einigen Wochen Ihr neues Fitness- und Wohlfühllevel beibehalten. Gratuliere! Sie genießen Ihr neues Körpergefühl, Sie haben weniger Beschwerden, Ihr Geist ist ruhiger geworden und Sie fühlen sich insgesamt lebendiger. Damit das so bleibt, durchbrechen Sie diesen Level immer wieder. Ihr Körper hat sich an die Übungen gewöhnt und wird nicht mehr richtig gefordert. Intensivieren Sie deshalb die Übungen – bei manchen Übungen sind Steigerungen angegeben – oder erhöhen Sie die Anzahl der Wiederholungen. Auf diese Weise verbessern Sie kontinuierlich Ihr Leistungsniveau und es wird auch nicht langweilig!

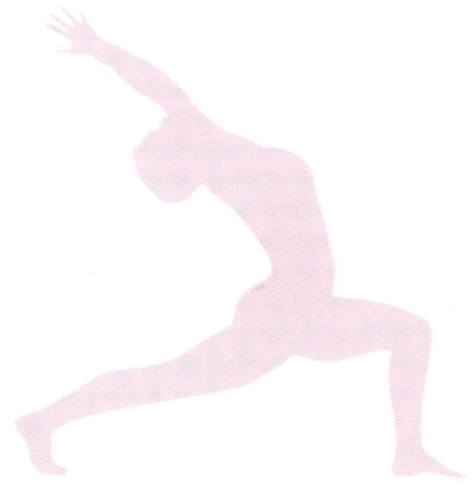

Ziele setzen und Gewohnheiten entstehen lassen

Sie haben dieses Buch gekauft, weil Sie sich besser um sich selbst kümmern und etwas an Ihrem Gesundheitsverhalten verändern wollen? Vielleicht suchen Sie auch nach einem Weg, wie Sie trotz Ihrer vielen Verpflichtungen mehr Sport und wirkliche Entspannung in Ihren Alltag einbauen können? Möglicherweise haben Sie gesundheitliche Einschränkungen oder Übergewicht und Ihr Arzt hat Ihnen Bewegung verordnet? Es könnte auch sein, dass Sie schon morgens müde sind und sich den ganzen Tag schlapp und ausgelaugt fühlen und das ändern möchten. Oder Sie wollen einfach mit möglichst wenig Aufwand eine Verbesserung Ihres Wohlbefindens erreichen? Egal was Ihre Gründe sind, entscheiden Sie sich, den ersten Schritt in eine neue Richtung einzuschlagen. Jetzt. Beginnen Sie, bleiben Sie dran und stellen Sie sich dem täglichen Kampf mit Ihrem inneren Schweinehund. Ihr Einsatz ist ein Quäntchen Zeit, eine Portion Disziplin und eine Prise Selbstüberwindung. Aus der Motivationspsychologie weiß man, dass Menschen, die ihre Ziele und Maßnahmen für deren Erreichung schriftlich festhalten, mehr Aussicht auf Erfolg haben als solche, die dies nur gedanklich tun. Setzen Sie sich deshalb ein anspruchsvolles Ziel und schreiben Sie es auf. Werden Sie dabei möglichst konkret in Bezug auf das Ergebnis und den Zeitpunkt, bis wann Sie Ihr Ziel erreichen wollen. Ihr Ziel sollte messbar sein. Wollen Sie z. B. Ihre Ausdauer verbessern, schreiben Sie auf, wieviele Kilometer Sie pro Training laufen wollen; möchten Sie abnehmen, schreiben Sie Ihr Zielgewicht auf, usw. Der Zeitpunkt sollte eine Jahres- und Monatsangabe beinhalten.

Brechen Sie dieses Ziel herunter in kleine Zwischenziele. Legen Sie für jedes Zwischenziel die Maßnahmen fest, die zur Erreichung nötig sind. Machen Sie kleine Schritte. Wenn Sie sich beispielsweise mehr bewegen wollen, ist die Maßnahme »Treppensteigen statt Aufzug«. Wenn Sie sich gesünder ernähren wollen, ist die erste Maßnahme ein vollwertiges und vitaminreiches Frühstück. Sortieren Sie diese Zwischenziele danach, was am einfachsten durchführbar ist. Beginnen Sie noch heute mit der ersten Maßnahme.

Zunächst sind es vielleicht nur kleine Veränderungen, doch integrieren Sie diese dauerhaft in Ihre Lebensweise. Ist Ihnen das gelungen, nehmen Sie das nächste Teilziel in Angriff, und lassen Sie die entsprechende Maßnahme zu Ihrer neuen Gewohnheit werden. Arbeiten Sie in dieser Weise alle Teilziele nacheinander ab. Bleiben Sie dran, bis Sie das große Ziel erreicht haben – und am Ende vielleicht sogar noch ein kleines Stückchen mehr geschafft haben!

Keine Zeit? – Suchen Sie nicht länger nach Ausreden, suchen Sie nach Möglichkeiten

»Schön und gut, « werden Sie vielleicht denken, »aber was nutzt mir das alles, wenn ich neben Beruf und Familie oder neben Studium und Arbeit keine Zeit für Sport habe? Was soll ich tun, wenn ich keine Möglichkeit habe, mir zweimal täglich eine gesunde Mahlzeit zu kochen? Wie soll ich mich entspannen, wenn mich jede Minute, die ich dafür aufwende, nur noch mehr unter Druck setzt?«

Solche Gedanken kennen wir alle. Die vielen Belastungen und unzähligen Anforderungen bringen uns nicht selten an unsere zeitlichen und kräftemäßigen Leistungsgrenzen. Und wenn endlich alle Pflichten erfüllt sind, wünschen wir uns nichts sehnlicher, als aufs Sofa zu sinken und die Beine hochzulegen. In diesem Moment meldet sich unser innerer Schweinehund ganz laut zu Wort! Und genau hier – wenn er so richtig laut wird, unser Schweinehund – werden wir schwach und tappen in die (Stress-)Falle. Je stärker Sie in Ihrem Alltag gefordert und belastet sind, umso wichtiger ist es, für Ausgleich zu sorgen. Anders ausgedrückt: Die Lebensfreude und -energie steigt, je regelmäßiger Sie sich körperlich und mental fordern. Aktivität und Entspannung sind der beste Blitzableiter gegen Stress. Aktivität bedeutet neben Bewegung auch Entspannung und eine kraftgebende, ausgleichende Freizeitgestaltung, die uns auch geistig fordern darf.

Einfach besser leben – Aktivpausengestaltung

Unser natürlicher Biorhythmus verlangt alle 90 bis 120 Minuten nach einer Pause. Nehmen wir uns diese Zeit – im Idealfall 10 bis 15 Minuten –, sind wir danach wieder fit und erbringen gleichbleibend gute Leistungen. Aktiv-Pausen erhalten unsere Arbeitskraft, unsere Konzentrationsfähigkeit, unsere Kreativität und unsere Energie auf einem hohen Level – den ganzen Tag hinweg.

Wer hingegen keine Pausen macht, vielleicht sogar aus Zeitmangel auf die Mittagspause verzichtet, verliert an Energie. Seine Leistungsfähigkeit und seine Produktivität sinken immer weiter ab, d. h. er leistet weniger, braucht dafür aber mehr Zeit, die Fehlerquote steigt und der Frust wird größer.

Haben Sie Lust auf ein Experiment?

Sie wissen nun: regelmäßige Aktivpausen **sparen** effektiv Zeit! Deshalb schlage ich vor, für einen Zeitraum von sechs Wochen ein Experiment zu machen und solche Pausen in Ihren Tagesablauf zu integrieren. Sollten Sie wirklich gar keine Veränderung im positiven Sinn feststellen – was allerdings äußerst unwahrscheinlich ist – können Sie danach wieder wie gehabt weitermachen. Andernfalls profitieren Sie jedoch in vielfacher Weise! Sie beginnen im Kleinen und steigern sich langsam, um sich an den neuartigen Rhythmus zu gewöhnen:

Woche 1:

Richten Sie in Ihrem Outlook-Kalender oder im Handy einmal am Nachmittag eine Erinnerungsmeldung ein. Unterbrechen Sie Ihre momentane Tätigkeit für 10 Minuten. In diesen 10 Minuten machen Sie die in den Kapiteln zwei bis vier beschriebenen Übungen. Wechseln Sie zwischen Kraft-, Dehn- und Beweglichkeitsübungen. Vielleicht beschließen Sie die Einheit mit einer Kurz-Entspannung. Testen Sie, was Ihnen gut tut.

Woche 2 und 3:

Zusätzlich zur nachmittäglichen Aktivpause richten Sie vormittags, z. B. zwei Stunden nach Arbeitsbeginn, eine Erinnerungsmeldung für eine weitere Aktivpause ein. Wenn Sie möchten, beenden Sie manche Übungseinheit mit einer Kurz-Entspannung aus Kapitel fünf.

Ab Woche 4:

Sie sind nun schon fast ein Profi und bereit für mehr. Planen Sie je nach Dauer Ihrer Gesamtarbeitszeit drei bis vier Aktivpausen in Ihren Arbeitsalltag ein. Passen Sie die Pausengestaltung Ihren Bedürfnissen an: Statt des Bewegungsprogramms führen Sie eine längere Entspannungseinheit durch, statt den Übungen überwinden Sie das nachmittägliche Tief mit einem kurzen, aber flotten Spaziergang an der frischen Luft, usw. Es gibt nur eine Regel: Pausieren Sie regelmäßig, seien Sie aktiv und sorgen Sie gut für sich.

Vielleicht haben Sie auch Lust, dieses Aktivprogramm durch ein paar kleine Veränderungen in Ihrer Ernährung zu ergänzen. Sie können auch den Arbeitsweg nutzen, um Ihre Affirmationen (siehe Kapitel sechs) zu hören. Lassen Sie sich von den vielen Anregungen im Buch inspirieren und bereichern Sie Ihren gewohnten Alltag.

Halten Sie dieses Experiment **konsequent über einen Zeitraum von sechs Wochen** durch. Schon nach drei Wochen werden Sie feststellen, dass Sie sich vitaler und fitter fühlen, beweglicher sind, eventuell weniger Schmerzen haben, sich ausgeglichener und belastbarer fühlen und möglicherweise noch genügend Energie für Freizeitunternehmungen haben. Nach weiteren drei Wochen sind diese Pausen zu einer liebgewonnenen Gewohnheit geworden und Sie werden nicht mehr darauf verzichten wollen.

> *Nicht das Beginnen wird belohnt, sondern einzig und allein das Durchhalten.*
>
> *Katharina von Siena*

Tipp:

Eine Änderung des Lebensstils verlangt viel Kontrolle – von außen und von innen. Planen Sie deshalb, was und wie Sie es verändern möchten. Dann machen Sie diesen Vorsatz öffentlich, indem Sie beispielsweise Ihrem Partner oder Ihren Kollegen davon erzählen. Vereinbaren Sie etwa, dass Sie wöchentlich über Ihr Tun und Ihre Erfolge berichten. Twittern Sie, was Sie vorhaben. Wetten Sie, dass Sie Ihr Ziel erreichen. Verpflichten Sie sich zu einer hohen Spende an eine Organisation, die Sie verabscheuen, wenn Sie Ihre Vorsätze nicht durchhalten. Egal was Sie tun, bauen Sie genau so viel Druck auf, dass Sie sich immer wieder an Ihre Vorsätze erinnern und Ihnen die Vorstellung, Ihr Ziel nicht zu erreichen, äußerst unangenehm ist.

Bitte denken Sie daran, dass Ihre Ziele realistisch und erreichbar sein sollen. Machen Sie sich bewusst: Wirkliche und dauerhafte Veränderungen finden in kleinen Schritten statt. Es geht nicht darum, ausgiebige Sport- und Entspannungsprogramme oder eine komplette Ernährungsumstellung durchzuziehen. Es geht darum, Ihre Zeit – und sei sie auch noch so knapp – bewusst zu nutzen, um aktiv etwas für Ihre Gesundheit zu tun, um fit zu werden und sich körperlich und mental rundum wohl zu fühlen. Und das ist möglich. Sie werden es erleben.

Ich wünsche Ihnen viel Spaß bei der Umsetzung!

2 Krafttraining – das hält Sie in Form

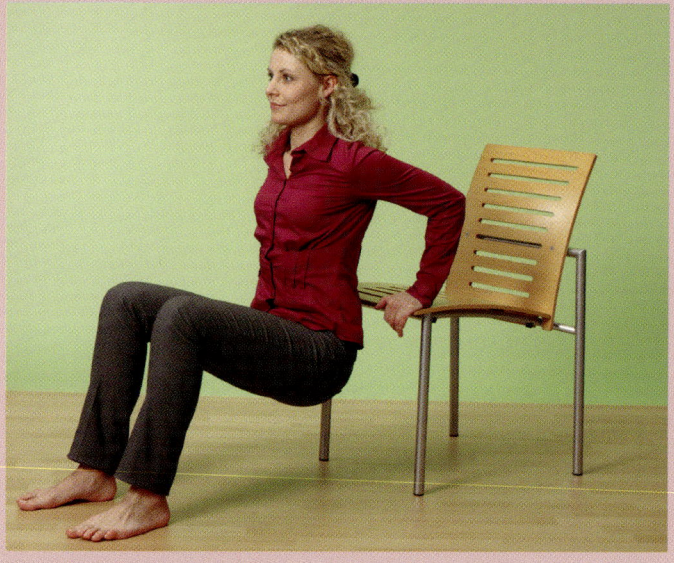

Regelmäßiges, moderates Krafttraining ist deshalb wichtig, weil ein untrainierter Körper bereits ab dem 30. Lebensjahr pro Jahr 1,5% Muskelmasse abbaut. Das summiert sich – immerhin 1,5 kg in 5 Jahren! Muskulatur ist nicht nur wichtig, um leistungsfähig zu bleiben und uns vor Verletzungsrisiken, z. B. durch Stürze zu bewahren. Muskulatur verbrennt Fett, und zwar in jeder Minute Ihres Lebens – selbst im Schlaf. Ist wenig Muskelmasse vorhanden, ist eine Gewichtszunahme vorhersehbar. Ideal wäre zweimal pro Woche ein 20-minütiges Krafttraining zu absolvieren. Mehr dazu erfahren Sie in meinem Buch »Ich bin vital und fit«.

Neben gezielten Übungseinheiten oder wenn dafür keine Zeit ist, können Sie auch am Arbeitsplatz, zu Hause oder unterwegs für Ihre Gesundheit aktiv werden! Nutzen Sie die kleinen Pausen zwischendurch, z. B. die Zeit zwischen zwei Telefonaten oder zwei Arbeitsschritten. Oder setzen Sie bewusste »Aus-Zeiten« für kleine Übungseinheiten – die Vorteile von Aktivpausen sind Ihnen bereits bekannt: Sie halten sich fit, gewinnen Zeit und danach fühlen Sie sich frischer, energievoller und können wieder konzentriert durchstarten.

Einsteiger beginnen pro Übung und Körperseite mit jeweils einem Satz (= Anzahl der Wiederholungen). Sobald Sie die angegebenen Wiederholungen mit Leichtigkeit schaffen, erhöhen Sie die Anzahl der Wiederholungen (max. 20) oder erhöhen die Zahl der Sätze auf bis zu fünf. Wenn Sie die angegebenen Wiederholungen spielend schaffen, können Sie schwierigere Übungsvarianten wählen oder zusätzlich kleine Gewichte, z. B. Aktenordner oder gefüllte Wasserflaschen einsetzen.

Wichtig zu wissen!
- **Atmung:**
  Atmen Sie während der gesamten Übungsdurchführung möglichst gleichmäßig. Ausatmend spannen Sie die Muskulatur

Tipps:

1. Sie spüren ein leichtes Brennen in Ihrer Muskulatur und haben das Gefühl »das war die letzte Wiederholung, die ich schaffe. Mehr geht nicht!« – setzen Sie noch zwei weitere Wiederholungen drauf! Ich weiß, dass Sie das schaffen. So setzten Sie einen zusätzlichen Wachstumsreiz und steigern die Muskelkraft. Es gilt: fordern, jedoch nicht überfordern!

2. Wenn Sie eine Übung nicht mögen oder auch nach einigen Wochen die angegebenen Wiederholungen nicht schaffen, bleiben Sie dran und machen Sie gerade diese Übungen immer wieder! Es ist meist ein Hinweis dafür, dass Sie an Ihrem persönlichen Schwachpunkt dran sind. Und gerade den wollen Sie ja ausgleichen, nicht wahr!

an, Sie »gehen in die Anstrengung« und einatmend lösen Sie die Anspannung wieder ein wenig.

- **Bauchspannung** brauchen wir während der meisten Übungen. Sie aktivieren Ihre Bauchmuskulatur, indem Sie den Bauchnabel nach innen-oben ziehen: Innen bedeutet, Sie ziehen den Bauchnabel Richtung

Wirbelsäule. Oben bedeutet, Schambein und Rippen nähern sich aneinander an. Zur Vereinfachung stellen Sie sich vor, Sie wollen eine zu enge Jeans anziehen und den Reißverschluss schließen.

● **Beinstellung:**
Die Knie sollten immer leicht gebeugt sein.

● **Schultern:** Ziehen Sie die Schulterblätter aktiv nach hinten/-unten, also weg von den Ohren. Auch hier hilft Ihnen vielleicht die Vorstellung, die Schulterblätter in die hinteren Hosentaschen stecken zu wollen.

● **Geschwindigkeit:**
Führen Sie die Übungen langsam und ohne Schwung durch. Je langsamer Sie die Bewegung ausführen, umso schwieriger wird es.

● **Pausen:**
Machen Sie zwischen den Übungssätzen 30 Sekunden und nach einer Übung 60 Sekunden Pause.

● **Schmerzen:**
Sollten Sie bei einer Übung Schmerzen spüren, brechen Sie diese Übung sofort ab und suchen nach einer Alternative. Wenn Sie eine Vorerkrankung haben und nicht sicher sind, ob eine Übung für Sie geeignet ist, fragen Sie Ihren Arzt.

Fitness ganz »nebenbei«

Unser Alltag ist vollgepackt mit allerlei Aufgaben, so dass für Sport oft keine Zeit bleibt. Doch mit etwas Kreativität können Sie *während* der Erledigung dieser Aufgaben Kraftübungen machen oder die Aufgaben zu sportlichen Übungen umfunktionieren. Nutzen Sie beispielsweise Wartezeiten sinnvoll für Ihre Fitness, ohne auch nur eine zusätzliche Minute Zeit zu investieren. Wie, erfahren Sie in diesem Abschnitt. Werden Sie kreativ und erweitern Sie diese Palette mit Ihren eigenen Ideen!

Sitzen. Bereits im Sitzen können Sie trainieren! Wechseln Sie mehrmals täglich die Sitzgelegenheit. Ein großer Gymnastikball, ergonomische Schwingstühle oder -hocker, Kniestühle etc. bieten Alternativen zum herkömmlichen Bürostuhl. Oder Sie kaufen sich für wenig Geld ein Keilkissen oder ein Luftpolsterkissen und fördern so das dynamische Sitzen. Wechseln Sie alle 30 Minuten Ihre Sitzposition – mal sitzen Sie auf der Stuhlkante, mal lehnen Sie sich zur Entlastung an die Rückenlehne. Auch eine Fußbank bringt Abwechslung. Ziehen Sie zwischendurch immer wieder bewusst Ihre Schulterblätter nach hinten unten und das Brustbein nach vorne oben. Beide Füße sollten vollständigen Bodenkontakt haben und die Sitzhöhe ist so eingestellt, dass Ober- und Unterschenkel etwas mehr als einen 90-Grad-Winkel bilden.

Wechseln Sie außerdem so oft wie möglich zwischen Sitzen, Stehen und Gehen. Machen Sie es sich zur Gewohnheit, Telefonate im Stehen zu führen und entlasten Sie damit Ihre Bandscheiben. Vielleicht können Sie manche Arbeiten an einem Stehpult ausführen – die gibt es zur Wandmontage in Möbelhäusern.

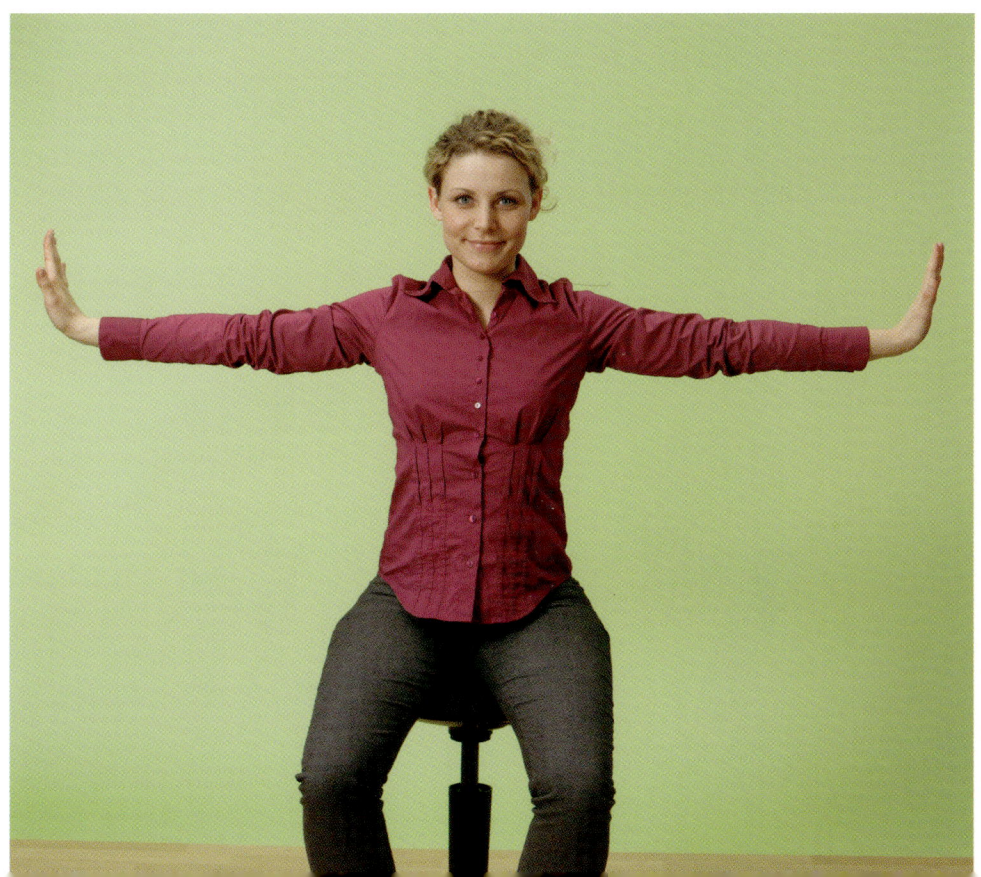

Beim Zähneputzen I

1 Bonuspunkt Kraft

Drei Minuten für die Stärkung Ihrer Beinmuskulatur!

Ausgangsposition:
stehend mit hüftbreit geöffneten Beinen, das Gewicht ist gleichmäßig auf beide Beine verteilt. Beugen Sie beide Knie und senken den Po, bis zwischen Ober- und Unterschenkeln ein maximaler Winkel von 90 Grad entsteht. Die Knie sind über den Fußknöcheln, das Gewicht ist auf die Fersen verlagert und der Po schiebt nach hinten unten = Abfahrtshocke. In dieser Position bleiben Sie während der gesamten Zahnputzzeit.

Damit es nicht langweilig wird, können Sie leicht auf- und abwippen, zwischendurch kleine Sprünge machen oder sich durch Gewichtsverlagerung auf ein Bein seitlich »in die Kurven legen«. Oder Sie heben abwechselnd eine Ferse (Abb. 2). Und immer dran denken: Knie bleiben gebeugt, der Po bleibt unten und die Bauchspannung bleibt aktiviert!

Tipp:

Benutzen Sie eine kleine Sanduhr, damit Sie die drei Minuten auch voll auskosten können.

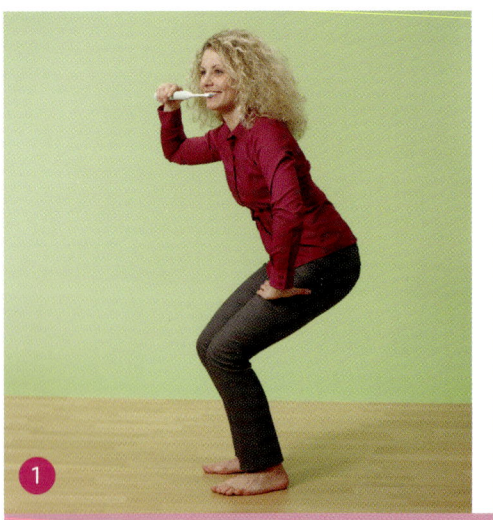

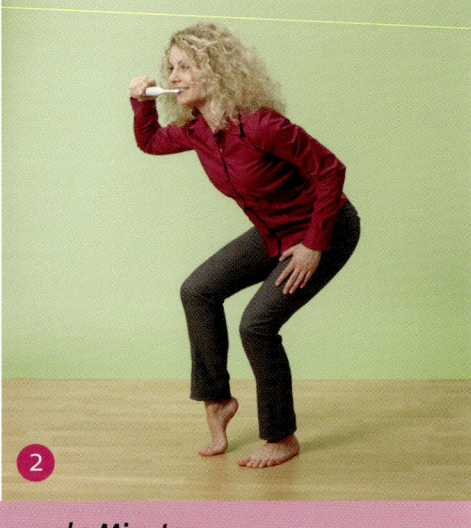

Wiederholungen: 1 Woche lang – täglich 2-mal 3 Minuten

Beim Zähneputzen II

1 Bonuspunkt Kraft

Ausgangsposition:
stehend, das Gewicht auf ein Bein verlagert.

Das entlastete Bein heben Sie ausgestreckt seitlich an und beschreiben kleine Kreise – zuerst nach vorne, dann nach hinten. Achten Sie bitte stets auf Ihre Bauchspannung und halten Sie Ihr Becken stabil. Und – vergessen Sie dabei das Zähneputzen nicht!

Variante:
Heben Sie das entlastete Bein seitlich an und senken es wieder ab, ohne den Boden zu berühren. Nach 20 Wiederholungen wechseln Sie die Beinseite.

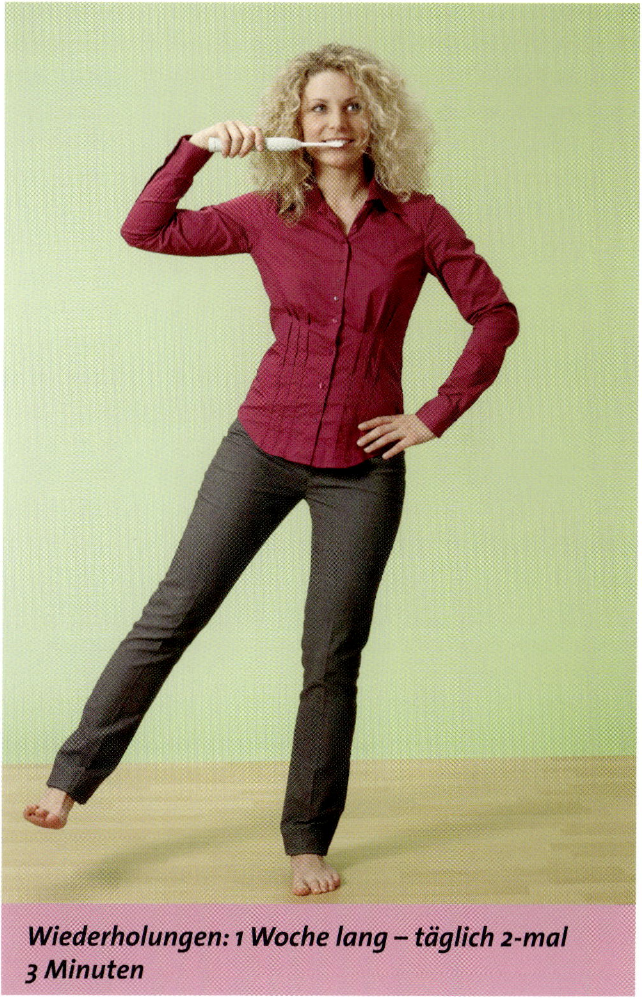

Wiederholungen: 1 Woche lang – täglich 2-mal 3 Minuten

Beim Autofahren

1 Bonuspunkt Kraft für fünf Übungsreihen

Nutzen Sie die Zeit an der roten Ampel oder im Stau für isometrische Übungen, eine spezielle Art des Krafttrainings. Einzelne Muskelgruppen werden angespannt, diese Kontraktion wird für sechs bis zehn Sekunden gehalten und dann langsam gelöst. Durch regelmäßige Wiederholungen kräftigen Sie die jeweilige Muskelgruppe.

Hinweis:

Wenn Sie nicht nur Kraft, sondern auch Muskulatur aufbauen möchten, halten Sie die Anspannung jeweils 20 bis 30 Sekunden.

Für alle Übungen gilt: Halten Sie die Anspannung sechs bis zehn Sekunden. Dann lösen Sie die Spannung langsam, machen eine kurze Pause und wiederholen die Übung weitere vier Mal.

- Legen Sie die Hände rechts und links ans Steuerrad und pressen Sie mit Kraft dagegen – so, als wollten Sie es zusammenquetschen. Halten Sie diese Spannung und lösen sie dann langsam wieder. Alternativ können Sie die beiden Handballen auf Brusthöhe aneinander legen und gegeneinander drücken.

- Greifen Sie das Lenkrad rechts und links und »ziehen« es auseinander. Halten Sie diese Spannung und lösen Sie langsam wieder auf. Alternativ können Sie die Finger der beiden Hände auf Brusthöhe ineinander verhaken und auseinanderziehen.

- Rutschen Sie mit dem Po im Autositz ganz nach hinten Richtung Rückenlehne. Winkeln Sie die Ellbogen an und drücken Sie die Ellbogen gegen die Rückenlehne. Dadurch löst sich der Rücken von der Lehne. Schieben Sie gleichzeitig das Brustbein nach vorne oben und halten Sie die Spannung.

- Rutschen Sie mit dem Po im Autositz ganz nach hinten Richtung Rückenlehne. Drücken Sie jetzt vorsichtig mit Ihrem Kopf gegen die Kopfstütze und erhöhen langsam den Druck.

- Sie sitzen aufrecht und stemmen zunächst abwechselnd den rechten und linken Fuß in den Boden, dann beide gleichzeitig.

- Sie sitzen aufrecht und ziehen die Zehen in Richtung Schienbein. Zunächst abwechselnd, dann gleichzeitig.

Wiederholungen: je 5-mal 6 bis 10 Sekunden

Der Hausputz wird zum Workout!

1 Bonuspunkt Kraft für 30 Minuten Hausarbeit

Wischen und Schrubben von waagrechten Flächen ist eine Arbeit, die unsere Rückenmuskulatur sehr stark beansprucht. Um Rückenschmerzen vorzubeugen, aktivieren Sie Ihre Bauchmuskulatur (Bauchnabel nach innen oben ziehen) und halten diese Spannung während der Arbeit. Atmen Sie gleichmäßig und halten Sie die Bauchspannung.

Staubsaugen/Boden wischen: Aktivieren Sie Ihre Bauchmuskulatur und halten den Rücken gerade. Machen Sie einen großen Ausfallschritt nach vorne. Sie stehen jetzt neben dem Arbeitsgerät. Bei jeder Vorwärtsbewegung mit dem Staubsauger oder Wischmopp beugen Sie beide Knie, statt den Oberkörper nach vorne zu neigen. Das vordere Knie sollte nicht über den Knöchel ragen. Bei der Rückwärtsbewegung strecken Sie beide Knie und spannen die Po-Muskulatur an. Zwischendurch können Sie im Ausfallschritt bleiben und auf- und abwippen.

Geschirrspülen: Spannen Sie Ihre Gesäßmuskulatur an und wippen 30 Sekunden auf den Zehen. Dann verlagern Sie das Gewicht auf die Fersen und ziehen die Zehen in Richtung Schienbein. Wechseln Sie mehrmals.

Variante: Verlagern Sie das Gewicht auf ein Bein. Der Oberkörper bleibt dabei gerade, ohne seitlich oder nach vorne auszuweichen. Nun heben Sie das andere Bein seitlich langsam an und senken es wieder ab, ohne den Boden zu berühren.

Wäscheaufhängen: Beugen Sie wahlweise beide Knie (etwas breitere Schrittstellung) oder im Ausfallschritt ein Knie und nehmen mit geradem Rücken und aktivierter Bauchmuskulatur jedes Wäschestück einzeln auf.

Fenster putzen: Wischen Sie in kreisenden Bewegungen und üben Sie Druck aus – wechseln Sie die Kreisrichtung und auch die Hände. Statt sich zu bücken, aktivieren Sie Ihre Bauchmuskulatur, halten Sie den Rücken gerade, grätschen Sie die Beine und beugen die Knie – so werden Arme und Beine gleichzeitig trainiert.

Übungen am Arbeitsplatz

jeweils 3 Übungen = 2 Bonus- punkte

Zwischen zwei Arbeitsgängen, in den Aktivpausen oder in der Mittagspause – es gibt viele Gelegenheiten, um die Muskulatur zu kräftigen und Haltungsschäden vorzubeugen. Es bleibt Ihnen überlassen, ob Sie mehrere Übungen nacheinander durchführen oder jeweils nur eine Übung und dafür häufiger am Tag üben. Hauptsache, Sie tun's!

Isometrische Übungen

Isometrische Übungen sind ideale »Zwischendurchs« bzw. »Nebenbeis« – egal ob auf Reisen im Zug oder im Flugzeug, in einem Meeting oder in einer Vorlesung, im Büro oder am Fließband, im Auto an der roten Ampel oder im Stau, ja sogar im Supermarkt in der Warteschlange. Und das Beste daran ist – Ihre Umgebung wird nichts davon bemerken!

Die Übungen eignen sich gleichermaßen für gesunde Menschen und Menschen mit körperlichen Einschränkungen, da Sie die Intensität selbst bestimmen können. Zur Kräftigung spannen Sie bestimmte Muskelgruppen isoliert für sechs bis zehn Sekunden an,

lösen die Anspannung dann langsam wieder auf und wiederholen die Anspannung vier weitere Male. In den Pausen lassen Sie die gerade beanspruchte Muskulatur so locker wie möglich – das ist ebenso wichtig wie die Anspannung selbst.

Hier finden Sie ein paar Übungen als Anregung – werden Sie kreativ und überlegen Sie sich Ihre eigenen Varianten!

● Legen Sie beide Hände unter die Tischplatte, aktivieren Sie die Armmuskulatur und »drücken« die Tischplatte nach oben. Die Schulterblätter ziehen Sie gleichzeitig nach hinten unten und aktivieren die Bauchmuskulatur, um nicht ins Hohlkreuz zu fallen.

● Legen Sie die Unterarme auf die Tischplatte, die Handflächen zeigen nach unten – drücken Sie mit Unterarmen und Händen nach unten. Die Schulterblätter bleiben nach hinten unten gezogen.

● Sie sitzen aufrecht und stützen beide Ellbogen auf den Tisch. Drücken Sie die Ellbogen in die Tischplatte.

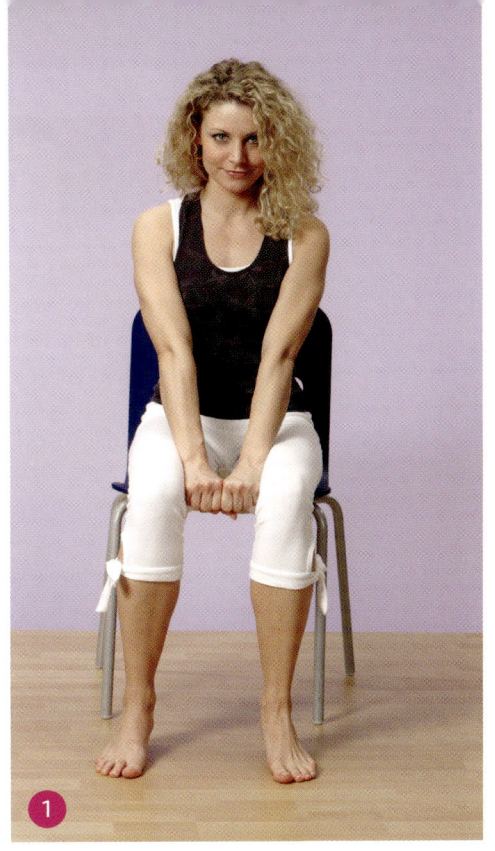

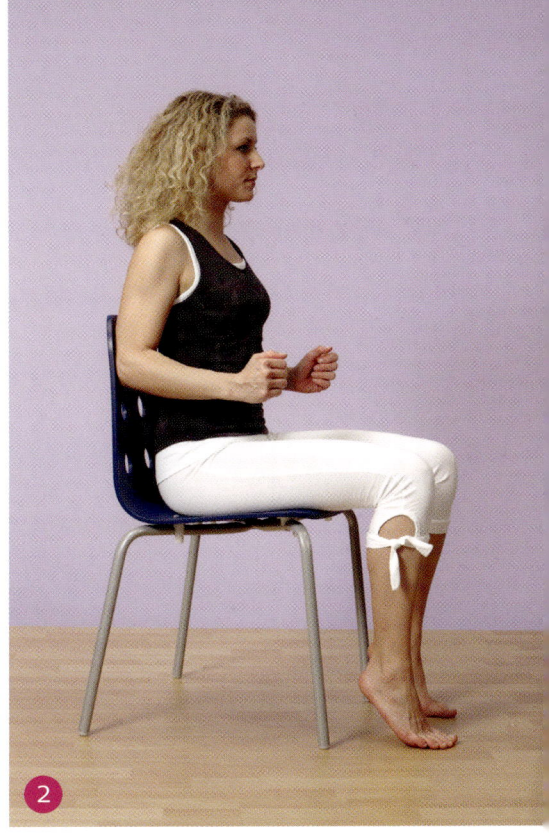

- Legen Sie eine Faust oder beide Fäuste zwischen Ihre Oberschenkel. Spannen Sie den Po an und pressen Sie die Knie gegeneinander (Abb. 1).

- Spannen Sie – im Sitzen oder im Stehen – Ihre Gesäßmuskeln einzeln oder gleichzeitig an.

- Stemmen Sie abwechselnd Ihren rechten und linken Fuß in den Boden.

- Sitzen Sie aufrecht. Drücken Sie die Ellbogen gegen die Rückenlehne des Stuhls und schieben das Brustbein nach vorne oben (Abb. 2).

- Drücken Sie mit den Ellenbogen die Armlehnen Ihres Stuhls nach außen.

- Legen Sie die rechte Hand an die rechte Seite Ihres Kopfes – oberhalb des Ohrs und drücken Sie vorsichtig den Kopf dagegen.

Achten Sie darauf, den Kopf gerade zu halten – Seitenwechsel (Abb. 3).

- Legen Sie die flache Hand auf die Stirn bzw. den Hinterkopf und drücken Sie vorsichtig dagegen. Achten Sie bitte darauf, den Kopf in neutraler Stellung zu halten.

- Legen Sie die rechte Faust in die flache linke Hand, heben Sie die Arme auf Brusthöhe und drücken Sie sie gegeneinander (Abb. 4). Die Schultern ziehen Sie nach hinten unten. Handwechsel.

1 Bonuspunkt Kraft für fünf Übungsreihen

- Fassen Sie die Hände hinter dem Rücken auf Höhe der Brustwirbelsäule und drücken Sie diese gegeneinander oder ziehen Sie diese auseinander.

- Ziehen Sie die Schultern zu den Ohren und senken Sie sie langsam wieder ab.

- Aktivieren Sie die Bauchspannung und schieben Sie die Schulterblätter hinten zusammen, so, als wollten Sie eine Nuss knacken.

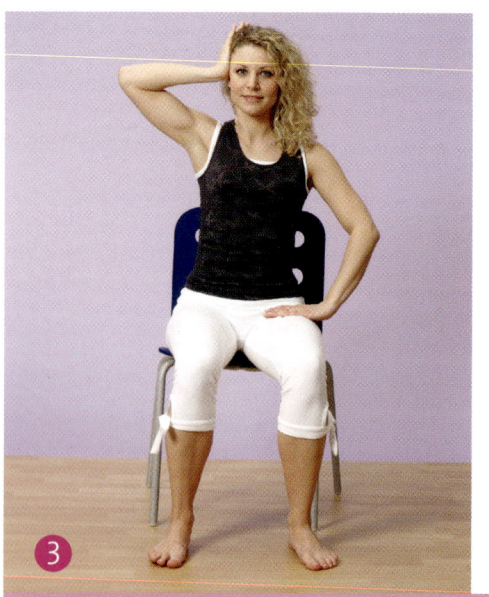

3

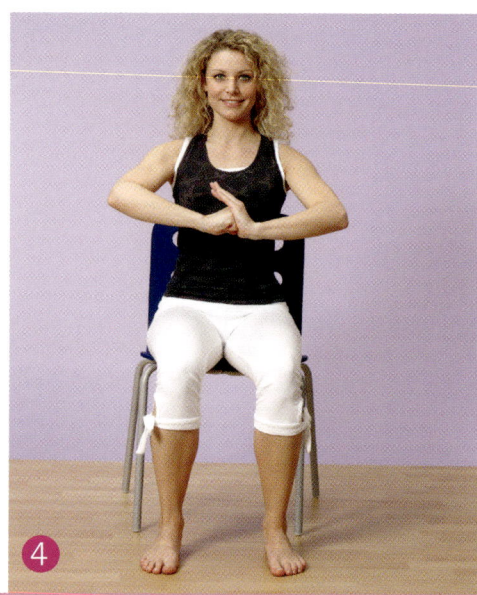

4

Wiederholungen: je 5-mal 6 bis 10 Sekunden

»Im Sitzen marschieren«

Bereits das Sitzen auf dem Gymnastikball stärkt Ihre Rücken- und Bauchmuskulatur. Die hier beschriebene Übung kann auch auf einem Luftpolsterkissen oder auf einem normalen Bürostuhl durchgeführt werden.

Aktivieren Sie Ihre Bauchmuskulatur (Bauchnabel nach innen oben ziehen) und heben Sie abwechselnd ein Bein, ohne mit dem Oberkörper auszuweichen. Je nach Geschwindigkeit bzw. Höhe des gehobenen Knies werden andere Muskelgruppen beansprucht. Sie können auch mit der Beinstellung variieren, indem Sie das Bein gerade oder seitlich anheben.

Darf's anstrengender sein?

Heben Sie zunächst ein Bein, dann das andere dazu und versuchen Sie in diesem Schwebesitz das Gleichgewicht zu halten. Um besser auszubalancieren, können Sie beide Arme seitlich heben.

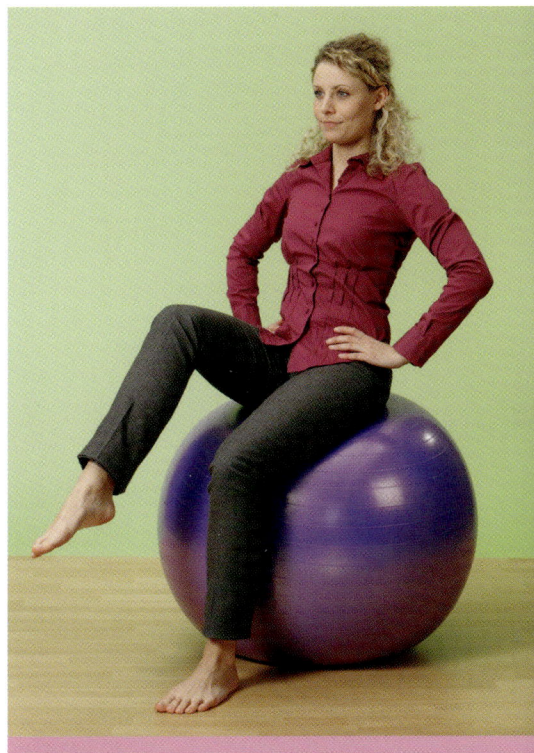

Wiederholungen: 2 Sätze à 20-mal pro Bein

Variante:
Wenn Sie das rechte Knie heben, führen Sie den linken Ellbogen zum Knie und wenn Sie das linke Bein heben, führen Sie den rechten Ellbogen zum gebeugten Knie.

Oberschenkelmuskulatur/Rücken

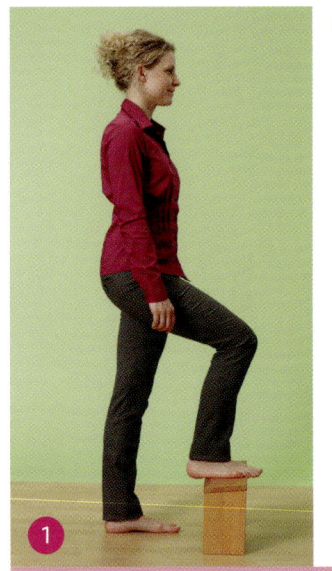
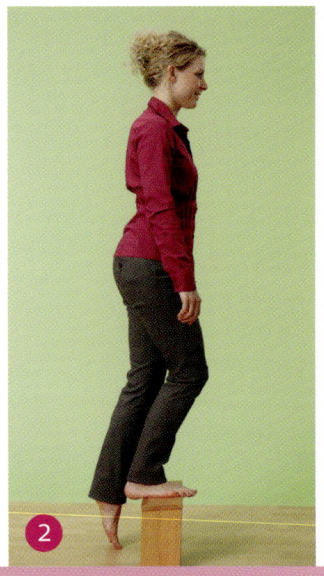
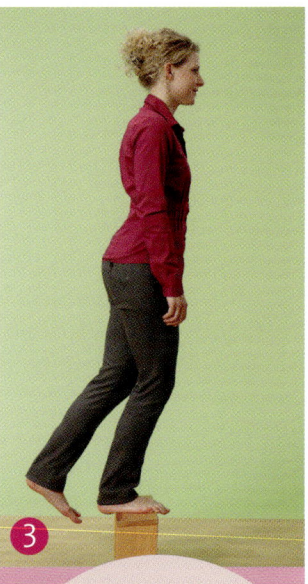

Wiederholungen: 2 Sätze à 12-mal pro Seite

Ausgangsposition:
Sie stehen mit dem rechten Fuß auf einer Treppenstufe oder einem Fußschemel. Das Gewicht ist auf dem linken Bein.

Verlagern Sie das Gewicht auf das hochgestellte Bein und drücken Sie sich lang-sam mit der Kraft des rech-ten Beines nach oben, bis es vollkommen gestreckt ist. Der Oberkörper bleibt dabei gerade. Das linke Bein hat keinen Bodenkontakt. Halten Sie diese Position drei Sekun-den. Beugen Sie das rechte Bein langsam und kommen Sie wieder zurück in die Aus-

Darf's anstrengender sein?

Stellen Sie das obere Bein zwei Stufen höher oder drü-cken Sie sich in den Zehen-stand.

gangsposition, ohne jedoch das linke Bein aufzusetzen. Nach 16 Wiederholungen wechseln Sie die Beinseite.

Oberschenkel und Po

Ausgangsposition:
stehend. Verlagern Sie das Gewicht auf das linke, leicht gebeugte Bein. Die Hände sind in die Taille gestützt oder seitlich auf Schulterhöhe ausgestreckt, die Handflächen zeigen nach oben.
Aktivieren Sie die Bauchmuskulatur (Bauchnabel nach innen oben ziehen) und konzentrieren Sie sich auf einen Punkt vor Ihnen auf dem Boden. Der Oberkörper bleibt während der gesamten Übung aufrecht. Vermeiden Sie, dass er seitlich bzw. nach vorne oder hinten ausweicht.

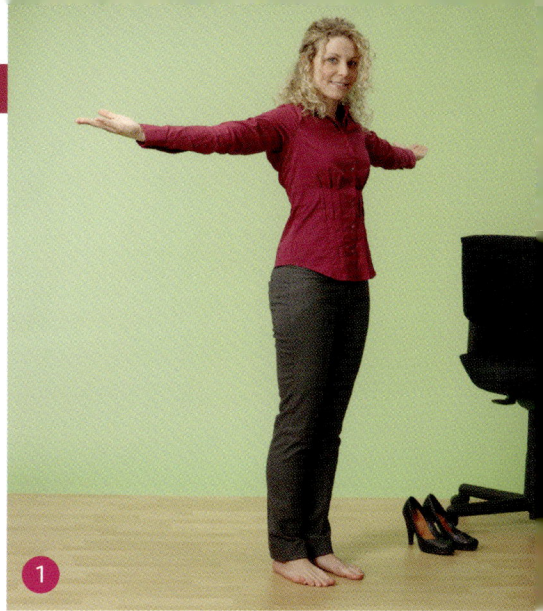

Flexen Sie den rechten Fuß, d. h. ziehen Sie die Zehen Richtung Schienbein. Ausatmend heben Sie das rechte, gestreckte Bein seitlich an. Einatmend senken Sie es ab, ohne jedoch den Boden zu berühren, und heben es erneut. Die Bewegung erfolgt langsam und geführt. Zählen Sie beispielsweise bis vier – erst dann ist das Bein an der höchsten Stelle angekommen. Achten Sie während der gesamten Übung auf die Bauchspannung und ziehen Sie die Schulterblätter nach hinten unten.

Heben Sie das gleiche Bein an und machen an der höchsten Stelle drei kurze, federnde Bewegungen und senken es in einem Zug wieder ab.

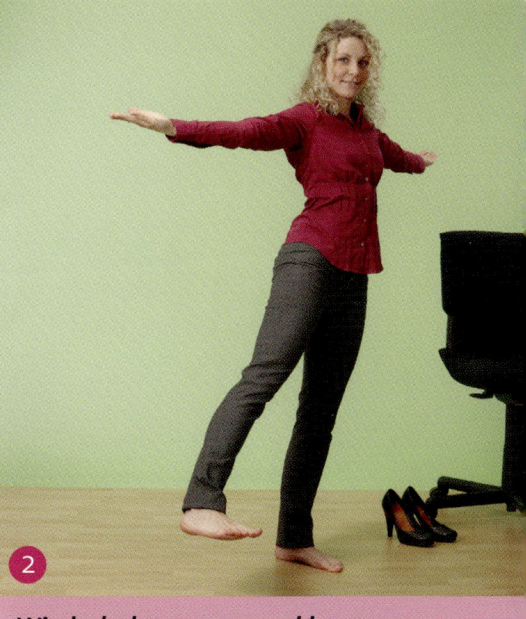

Wiederholungen: 12-mal langsam, 12-mal schnell – dann Beinwechsel

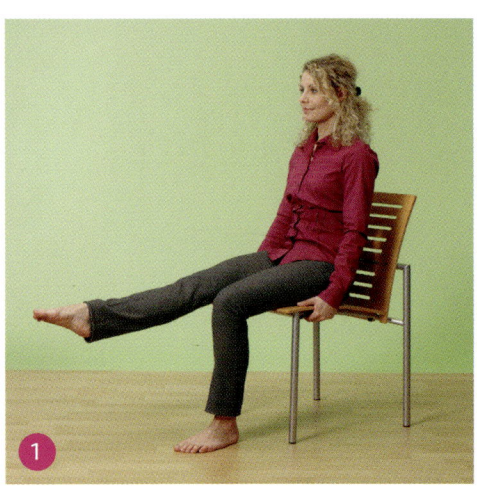

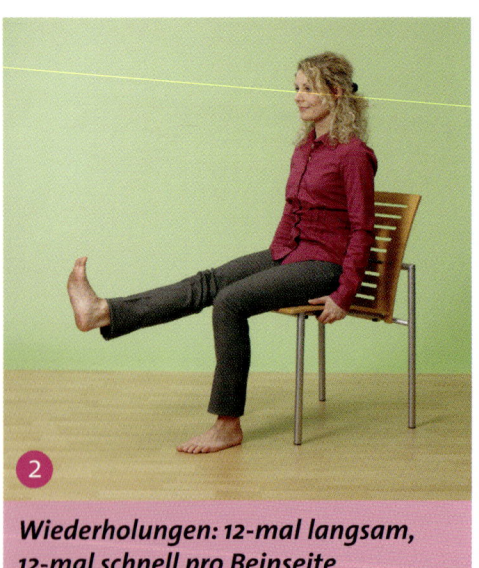

Wiederholungen: 12-mal langsam, 12-mal schnell pro Beinseite

Beinstrecker

Ausgangsposition:
auf der Stuhlkante sitzend. Der Rücken ist gerade, beide Füße stehen nebeneinander auf dem Boden.

Aktivieren Sie Ihre Bauchmuskulatur und strecken Sie das rechte Bein nach vorne in die Waagerechte. Der Oberkörper bleibt gerade, ohne nach hinten auszuweichen. Schieben Sie die Zehen weg vom Körper bis in die Streckung – halten Sie diese Position für die Zählzeit drei. Ziehen Sie jetzt die Zehen in Richtung Schienbein und schieben gleichzeitig die Fersen weg vom Körper – auch in dieser Position zählen Sie langsam bis drei, bevor Sie die Zehen erneut strecken, usw. Führen Sie die Bewegung langsam und kraftvoll aus. Nach zwölf langsamen Wiederholungen wiederholen Sie diese Bewegung zwölfmal schnell. Beinwechsel.

Darf's anstrengender sein?

Heben Sie das rechte Bein in die Waagerechte und heben dann auch das linke Bein in die Waagerechte. Der Oberkörper bleibt möglichst aufrecht. Bewegen Sie auch in dieser Position die Füße durch abwechselndes Flexen und Strecken (siehe Abb. 1 und 2 rechte Seite).

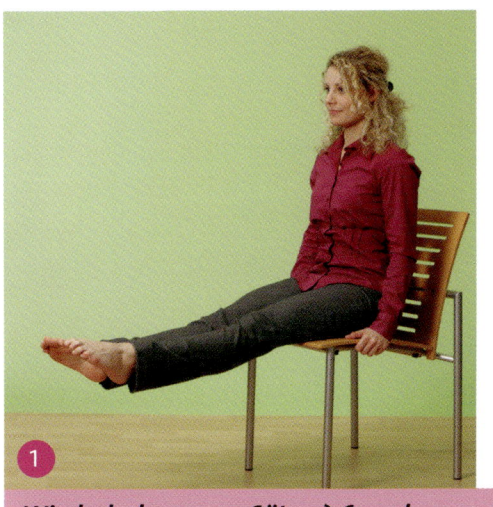

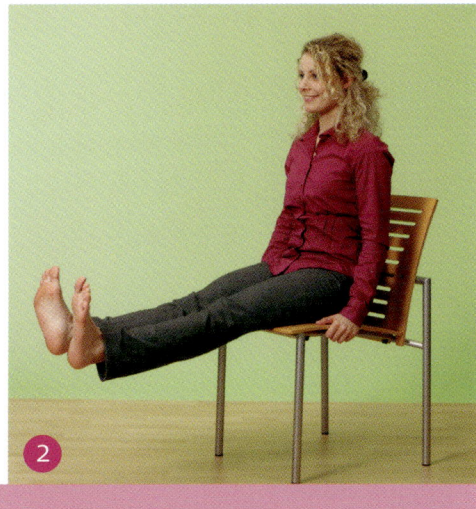

Wiederholungen: 2 Sätze à 6-mal

Bein- und Bauchmuskulatur

Ausgangsposition:
auf der Stuhlkante sitzend. Umfassen Sie mit beiden Händen die seitliche Stuhlkante neben den Oberschenkeln.

Aktivieren Sie Ihre Bauchspannung und heben Sie nacheinander beide Beine. Beginnen Sie mit Tretbewegungen nach vorne unten – so, als würden Sie Fahrradfahren. Nach zwölf »Runden« wechseln Sie die Richtung und treten rückwärts.

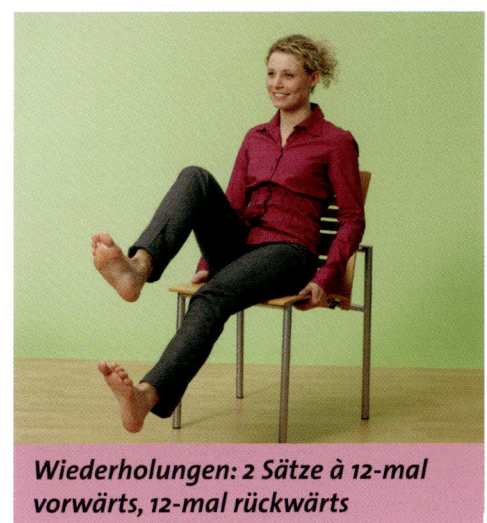

Wiederholungen: 2 Sätze à 12-mal vorwärts, 12-mal rückwärts

Bauchmuskulatur

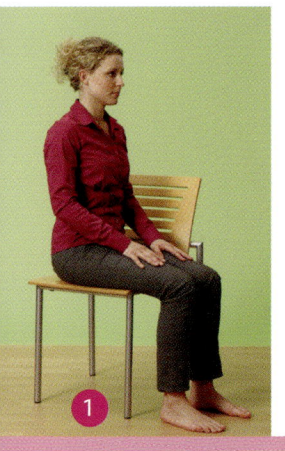 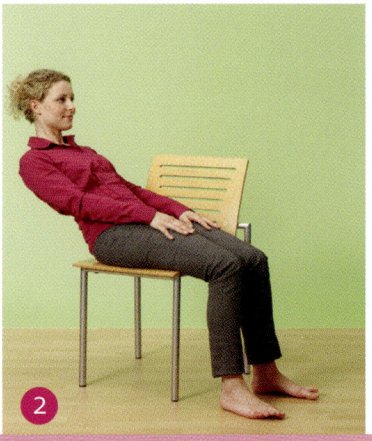 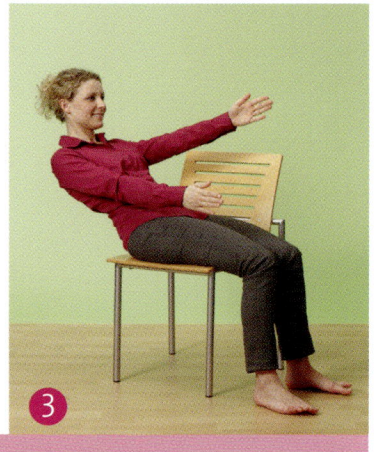

Wiederholungen: 2 Sätze à 12-mal

Ausgangsposition:
seitlich auf einem Stuhl an der Stuhlkante sitzend. Die Beine stehen parallel im rechten Winkel, die Hände liegen locker auf den Oberschenkeln (Abb. 1).
Aktivieren Sie Ihre Bauchmuskulatur und neigen Sie den Oberkörper gerade nach hinten. Stellen Sie sich vor, Sie würden auf einem Liegestuhl liegen und die Rückenlehne nach hinten absenken. Neigen Sie das Kinn leicht Richtung Brustkorb und ziehen Sie die Schultern weg von den Ohren nach hinten unten (Abb. 2).

Statisch: Halten Sie diese Position mindestens 30 Sekunden.
Dynamisch: Neigen Sie sich ausatmend nach hinten und einatmend wieder in die Senkrechte.

Darf's anstrengender sein?

Neigen Sie den geraden Oberkörper nach hinten, strecken Sie beide Arme auf Brusthöhe nach vorne und führen kleine schnelle Auf- und Abbewegungen mit den Armen durch (Abb. 3). Die Bewegung kommt aus den nach hinten unten gezogenen Schultern. Damit stärken Sie gleichzeitig den oberen Rücken.

Taille, Nacken und Rücken

Ausgangsposition:

auf der Stuhlkante sitzend. Beide Füße stehen auf dem Boden. Die linke Hand ist in die Taille gestützt, der rechte Arm hängt locker neben dem Körper. Der Rücken ist aufgerichtet, das Brustbein nach vorne oben geschoben und die Schulterblätter nach hinten unten gezogen. Aktivieren Sie die Bauchspannung und halten Sie diese während der ganzen Übung.

Ausatmend neigen Sie den Körper nach rechts, so dass die rechte Hand in Richtung Boden kommt. Neigen Sie sich nur soweit, dass beide Sitzbeinhöcker Stuhlkontakt haben. Einatmend richten Sie sich wieder auf. Der Oberkörper weicht nicht aus – stellen Sie sich vor, Sie würden an einer Wand entlang zur Seite gleiten.

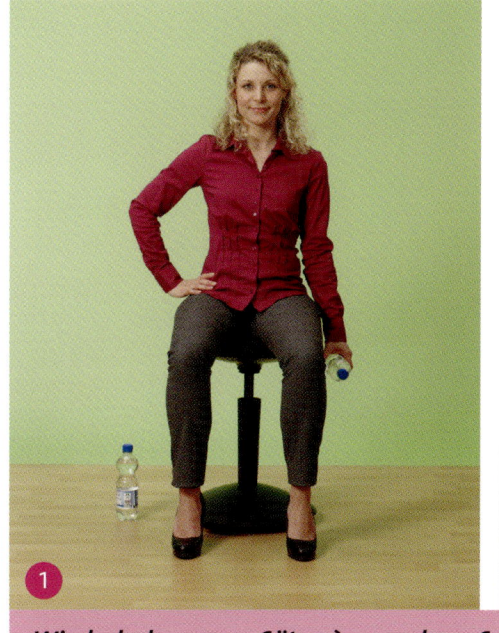

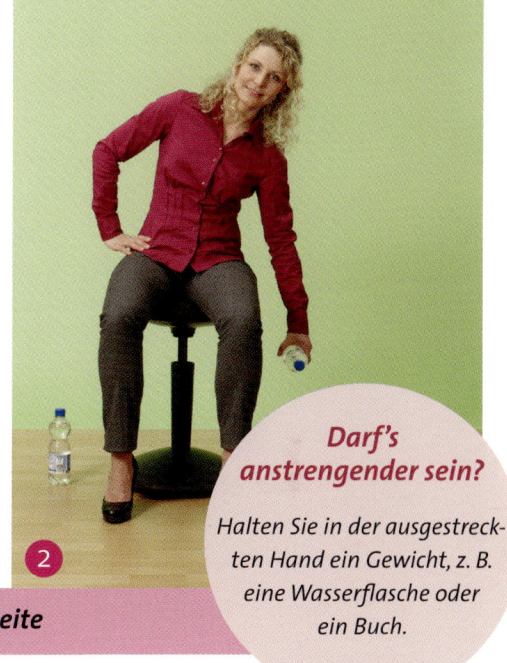

Wiederholungen: 2 Sätze à 12-mal pro Seite

Darf's anstrengender sein?

Halten Sie in der ausgestreckten Hand ein Gewicht, z. B. eine Wasserflasche oder ein Buch.

Oberarme, Schultern und Rücken

Ausgangsposition:
Stellen Sie einen Stuhl (möglichst ohne Rollen) an eine Wand. Setzen Sie sich an die Stuhlkante und stützen Sie beide Hände rechts und links auf die Sitzfläche, die Finger zeigen nach vorne. Aktivieren Sie die Bauchmuskulatur.

Strecken Sie die Ellbogen und machen einen kleinen Schritt nach vorne. Das Gesäß ist jetzt in der Luft. Schieben Sie bewusst die Schultern weg von den Ohren. Beugen Sie nun die Ellbogen; damit senkt sich der Oberkörper. In dieser Position bleiben Sie und zählen langsam bis fünf. Strecken Sie die Ellbogen wieder und stemmen sich mit der Kraft der Arme nach oben. Denken Sie an Ihre nach unten gezogenen Schulterblätter und die Bauchspannung! Zählen Sie bis fünf, bevor Sie die Ellbogen erneut beugen, usw. Je nach Platzierung der Füße können Sie den Schwierigkeitsgrad variieren.
Nun wiederholen Sie den Bewegungsablauf ohne Zählpausen.

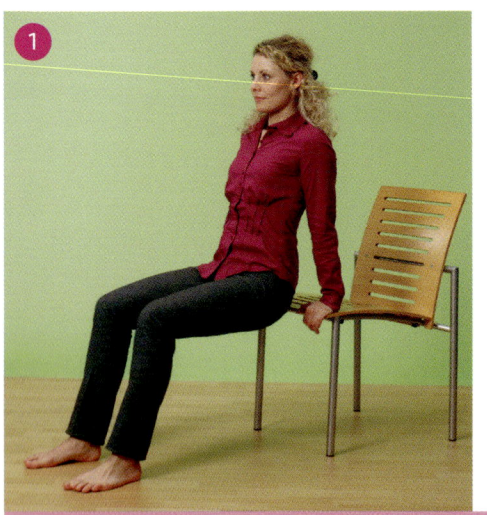
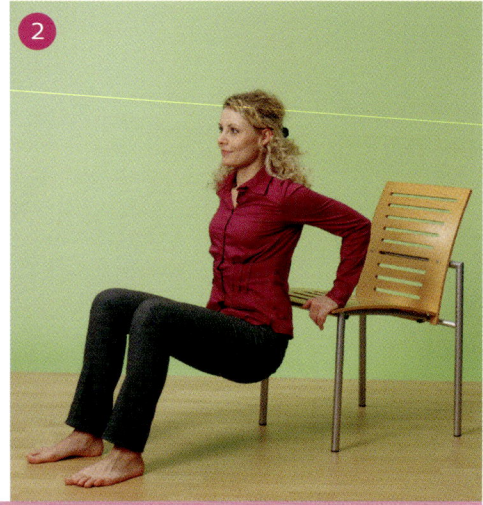

Wiederholungen: 2 Sätze à 12-mal langsam – 12-mal schnell

Schultern und oberer Rücken

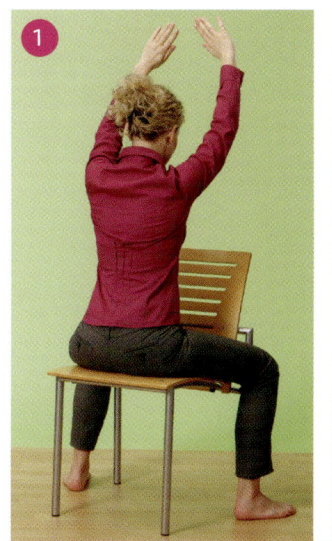 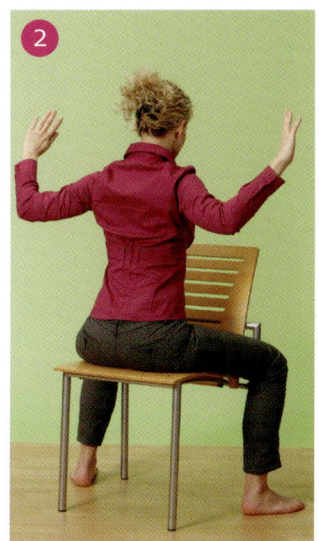 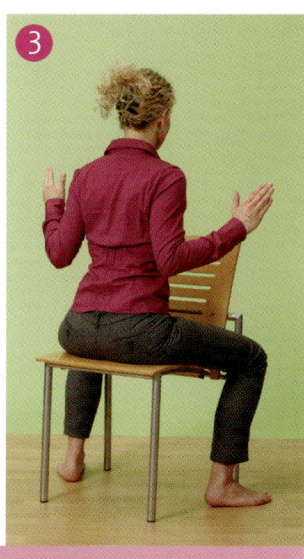

Wiederholungen: 2 Sätze à 12-mal

Ausgangsposition:
Sie sitzen rittlings auf einem Stuhl. Der Oberkörper ist leicht nach vorne geneigt, Ober- und Unterschenkel bilden einen rechten Winkel, die Arme sind auf Schulterhöhe in U-Halte. Ziehen Sie die Schulterblätter nach hinten unten und achten Sie auf die Bauchspannung, um nicht ins Hohlkreuz zu fallen. Ausatmend bewegen Sie ohne Schwung beide Schulterblätter aufeinander zu, indem Sie die Ellenbogen nach hinten unten ziehen. Achten Sie auf eine langsame, geführte Bewegung und arbeiten Sie gegen einen gedachten Widerstand. Einatmend bringen Sie beide Arme gestreckt über die Seite nach oben neben den Kopf. Achtung: Bauchspannung halten!

Darf's anstrengender sein?

Üben Sie mit Gewichten in den Händen oder stehend mit hüftbreit geöffneten Beinen.

Muskulatur der Hände

Ausgangsposition:

Winkeln Sie im Sitzen oder im Stehen die Ellenbogen leicht an, so dass zwischen Ober- und Unterarmen ein ca. 110-Grad-Winkel entsteht. Bewegen Sie nun die Finger beider Hände einzeln, so als würden Sie eine Faust machen und diese dann sofort wieder öffnen. Das Augenmerk liegt auf der isolierten Bewegung jedes Fingers. Versuchen Sie dies mindestens eine Minute durchzuhalten.

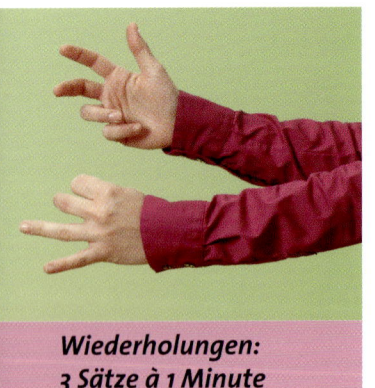

Wiederholungen:
3 Sätze à 1 Minute

Frische-Kicks

Ausgangsposition:

Sie stehen mit hüftbreit geöffneten Beinen. Die Arme hängen seitlich locker neben dem Körper.

Ausatmend heben Sie nun das linke Bein vor dem Körper an; gleichzeitig beugen Sie den rechten Ellenbogen und führen Knie und Ellenbogen aufeinander zu. Einatmend kommen Sie zurück in die Ausgangsposition. Ausatmend führen Sie das rechte Bein und den linken Ellenbogen aufeinander zu.

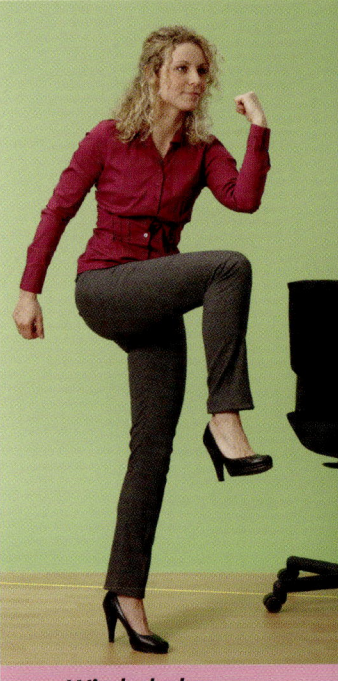

Wiederholungen:
12-mal pro Seite

Darf's anstrengender sein?

Sie stehen auf dem rechten Bein. Ausatmend führen Sie Knie und Ellenbogen vor dem Körper aufeinander zu. Einatmend strecken Sie Bein und Arm diagonal nach unten bzw. oben, ohne mit dem Fuß den Boden zu berühren. Ausatmend führen Sie wieder das linke Knie und den rechten Ellbogen aufeinander zu.
Nach 12 Wiederholungen Seitenwechsel.

3 Ausdauertraining – das »bewegt« Sie

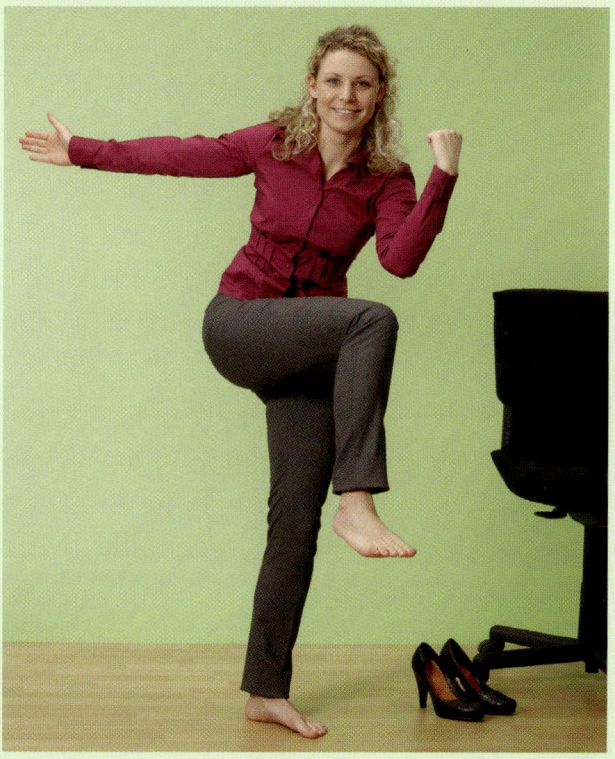

Bewegungsmangel ist ein Problem unserer heutigen Zeit. Wir üben überwiegend sitzende Tätigkeiten aus, benutzen Autos oder öffentliche Verkehrsmittel und in der Freizeit sitzen wir gerne vor dem Laptop oder Fernsehapparat.

Ideal wäre zweimal wöchentlich ein mindestens 20- bis 30-minütiges Ausdauertraining zu absolvieren. Das hat positive Auswirkungen auf den Stoffwechsel und das Herz-Kreislauf-System, senkt Bluthochdruck und das Herzinfarktrisiko, beugt Haltungsschäden und der Erschlaffung von Muskelgruppen vor, stärkt die Knochen, verbessert die Merkfähigkeit, verhindert Darmträgheit und die Anfälligkeit für Infektionskrankheiten. Ausdauersport in Kombination mit Krafttraining ist ein unschlagbares Mittel für den Erhalt Ihrer Gesundheit. Doch nicht nur Ihr Körper profitiert! Beim Ausdauersport werden Glückshormone ausgeschüttet und Stresshormone abgebaut. Und damit sinkt das subjektive Stressempfinden. Studien belegen außerdem positive Wirkungen bei Depressionen und empfehlen bei leichten Formen der Erkrankung sogar Ausdauersport statt Medikamente.

Ideale Ausdauersportarten sind Walken, Nordic Walking, Joggen, Schwimmen, Kanu- oder Kajakfahren, Rudern, Inlineskaten, Fahrradfahren, Aquajogging, Training an Cardiogeräten, Langlauf, Schneeschuhwandern, Bergwandern, usw.

Vielleicht haben Sie Lust, Ausdauersport zu betreiben. Als Einsteiger beginnen Sie mit Trainingseinheiten von fünfzehn Minuten und steigern sich langsam. Manche der genannten Sportarten eignen sich für Intervalltraining, d. h. abwechselnd zügige und dann wieder eher gemäßigte Geschwindigkeit.

Mit Ausdauersport können Sie punkten:

intensives Training pro 30 Minuten 3 Bonuspunkte

moderates Training pro 60 Minuten 3 Bonuspunkte

Häufig fehlt für solche Trainingseinheiten jedoch die Zeit oder die Gelegenheit. Doch auch im Alltag lassen sich kleine Ausdauereinheiten einbauen, die sich positiv auf Ihr Bewegungskonto auswirken.

Kurzstreckentraining

Grundsätzlich gilt: jeder zusätzliche Schritt zählt, jede Bewegung zählt. Legen Sie so viele Strecken wie möglich zu Fuß oder mit dem Fahrrad zurück – das schont nicht nur die Umwelt, sondern wirkt sich positiv auf Ihren Kalorienverbrauch aus (mehr dazu im Kapitel 7, Ernährung). Machen Sie es sich zur Gewohnheit, jede Strecke unter 1000 Metern zu Fuß zurückzulegen. Es gibt viele Gelegenheiten: der Arbeitsweg, der Gang zum Einkaufen, zum Kindergarten oder zum Bäcker, usw.

Tipp:

Beim Einkaufen verteilen Sie die Einkaufstüten gleichmäßig auf beide Seiten. Richten Sie bewusst Ihren Oberkörper auf, ziehen Sie die Schulten nach hinten unten und heben Sie die Brust nach vorne oben – auf diese Weise absolvieren Sie auch gleich noch ein kleines Kraft-Workout!

Kaufen Sie sich einen Schrittzähler. In Studien wurde nachgewiesen, dass bereits 3000 zusätzliche Schritte eine Verbesserung der Cholesterinwerte, der Sauerstoffaufnahme und der Ausdauerleistung bewirken. Setzen Sie sich Ziele! Wenn Sie beispielsweise täg- lich 10.000 Schritte gehen wollen, am Abend der Zähler aber erst 7000 anzeigt, wird Sie ein zügiger Spaziergang zu Ihrem Ziel führen und schon zehn Minuten verbrennen zusätzlich 39 Kalorien. Vereinbaren Sie einen Wettbewerb mit Ihren Kollegen oder Familienmitgliedern – das schafft einen zusätzlichen Anreiz.

1 Bonuspunkt Ausdauer für 30 Minuten zusätzlichen Fußmarsch

Unterwegs mit dem Auto

Sollten Sie mit dem Auto zur Arbeit fahren, parken Sie Ihr Auto möglichst so weit von Ihrer Arbeitsstelle entfernt, dass Sie einen zehnminütigen Fußmarsch zurücklegen müssen. Bereits einige hundert Meter am Tag summieren sich und verschaffen Ihnen über das Jahr gesehen einige Kilometer zusätzliche Bewegung an der frischen Luft.

1 Bonuspunkt Ausdauer für 1 Woche täglich 10 Minuten Fußmarsch

Benutzung öffentlicher Verkehrsmittel

Machen Sie es sich zur Gewohnheit, ab sofort eine Station früher aus dem Bus auszusteigen. Wenn Sie von montags bis freitags jeweils 400 Meter zusätzlich zu Fuß gehen, ergibt das bei einem Zeitaufwand von ca. fünf bis sechs Minuten pro Tag über das Jahr gerechnet mehr als 1000 Kilometer (!) und einen Verbrauch von ca. 6000 Kalorien (bei 80 Kilogramm Körpergewicht). Das entspricht ungefähr 25 Schokoriegeln, 40 Muffins oder 12 Kilogramm Obst. Und die Bewegung an der frischen Luft tut gut.

1 Bonuspunkt Ausdauer für 1 Woche täglich 10 Minuten Fußmarsch

In der Mittagspause

Machen Sie es sich zur Gewohnheit, nach dem Essen eine kleine Runde spazieren zu gehen – wenigstens 20 Minuten. Das kurbelt die Fettverbrennung an und Bewegung an der frischen Luft macht den Kopf frei für Arbeitsnachmittag. Wenn Sie die Möglichkeit haben, legen Sie sich für einige Minuten auf den Boden – beispielsweise auf eine Wiese im Park oder auf einer Matte im Büro. Schließen Sie die Augen, atmen tief in den Bauch und gönnen Ihrem Rücken eine kleine Entspannung.

1 Bonuspunkt Ausdauer/Mental für 30 Minuten

Brainwalking

Üblicherweise werden Meetings in geschlossenen, meist schlecht belüfteten Räumen abgehalten. Schlagen Sie Ihren Kollegen vor, Besprechungen, bei denen es überwiegend um Kreativität und Ideenfindung geht, nach draußen zu verlegen. Durch die körperliche Bewegung wird der Kreislauf und damit auch Hirndurchblutung angeregt. Der Körper reagiert darauf und versorgt das Gehirn verstärkt mit Zucker und Sauerstoff, was eine verbesserte Hirnleistung zur Folge hat. Also: statt Brainstorming nur noch Brainwalking!

1 Bonuspunkt Ausdauer/Mental für 30 Minuten

Treppensteigen

Nutzen Sie möglichst häufig die Treppe und lassen Sie Aufzug und Rolltreppe »links liegen« – im Kaufhaus, in den U-Bahnhöfen, im Büro. Besuchen Sie künftig Ihre Kollegen im anderen Büro und besprechen möglichst viele Angelegenheiten persönlich, statt eine E-Mail zu schicken. Auch oder gerade wenn der Kollege auf einer anderen Etage sitzt. Das schlägt sich positiv auf Ihrem Bewegungskonto nieder und fördert ein gutes Betriebsklima

1 Bonuspunkt Ausdauer für 10 Etagen auf- und abwärts

Mini-Herz-Kreislauf-Training

Versuchen Sie so oft wie möglich kleine Einheiten einzuschieben, z. B. in Form von:

- Trippeln oder laufen auf der Stelle

- Armschwingen oder Armkreisen

- Kniebeugen

- den Ärger wegkicken: Sie stellen sich das Objekt Ihres Ärgers vor und schießen dieses mit kräftigen Fußkicks – mal links, mal rechts, wie man das von Fußballern kennt – in hohem Bogen weg.

1 Bonuspunkt Ausdauer für 10 Minuten

4 Dehn- und Beweglichkeitsübungen – alles im Lot

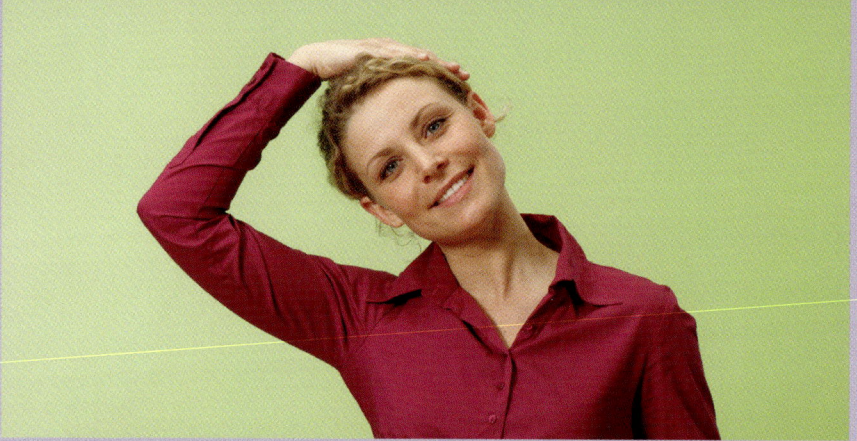

Einseitige Belastungen wie häufiges Sitzen, Computer- oder Fließbandarbeitsplätze verkürzen bestimmte Muskelgruppen. Dehn- und Lockerungsübungen sind ein wirksames Gegenmittel. Bitte führen Sie diese Übungen nie mit Schwung oder ruckartig aus. Lassen Sie es zu einer fließenden Bewegung werden. Bei Schmerzen lösen Sie die Übung langsam auf und suchen nach einer passenderen Alternative. Möglicherweise können Sie die Position anfangs nur kurz halten. Das ist in Ordnung. Versuchen Sie sich langsam zu steigern. Je länger Sie in einer Position bleiben und bewusst zur gedehnten Muskulatur hin atmen, umso effektiver ist es – 30 Sekunden sind das Ziel.

Mit Balanceübungen trainieren wir die Tiefenmuskulatur. Damit erhalten wir eine bessere Stabilität und verbessern unsere Reflexe.

Beweglichkeit ganz nebenbei

Morgendliches Räkeln

Beginnen Sie den Tag damit, sich morgens im Bett zu räkeln – wie eine Katze. Strecken und dehnen Sie sich intensiv in alle Richtungen. Bewegen Sie zunächst Ihre Gliedmaßen: die Finger, Handgelenke, Arme, die Zehen, Fußgelenke und Beine – einzeln oder gleichzeitig! Achten Sie dabei auf langsame, fließende Bewegungen. Dann bewegen Sie auch Kopf und Rumpf mit. Nach einigen Minuten können Sie auf der Bettkante sitzend und schließlich im Stehen fortfahren. Jetzt kann der Tag beginnen!

Wiederholungen: 1 Woche lang – täglich 5 Minuten

1 Bonuspunkt Beweglichkeit

Nach der Dusche/ beim Anziehen

Mit Ein-Bein-Stand-Übungen stärken Sie Ihren Gleichgewichtssinn und die Tiefenmuskulatur! Wenn's wackelt – umso besser! Trocknen Sie sich ab, tragen Sie die Körperlotion auf – einbeinig! Versuchen Sie sich auf einem Bein stehend Hose, Strümpfe und Schuhe anzuziehen statt sich dafür zu setzen. Jede noch so kleine Übung bringt's!

Wiederholungen: 1 Woche lang – täglich 10 Minuten

1 Bonuspunkt Beweglichkeit

In öffentlichen Verkehrsmitteln

Statt sich zum nächsten freien Platz durchzukämpfen, suchen Sie sich einen Stehplatz! Vermeiden Sie, sich festzuhalten und gleichen Sie die Fahrbewegung durch Körperspannung aus. Wenn Sie möchten, können Sie abwechselnd unterschiedliche Muskelgruppen, beispielsweise die Beine, den Po oder nur den Bauch anspannen. Ein zusätzliches Plus: Im Stehen verbrennt der Körper mehr Energie als im Sitzen!

1 Bonuspunkt Balance für 5-mal 10 Minuten

Wartezeiten überbrücken

Täglich warten wir: auf den Zug, an der Kasse, auf den Check-in, an der Fußgängerampel ... alles wunderbare Gelegenheiten, Ihren Gleichgewichtssinn zu stärken!

Sie stehen mit leicht geöffneten und etwas gebeugten Beinen, das Gewicht ist gleichmäßig auf beide Beine und die gesamte Fußfläche verteilt. Aktivieren Sie jetzt Ihre Po- und Bauchmuskulatur und pendeln Sie: zuerst von vorne nach hinten, dann von links nach rechts, und schließlich im Kreis.

Kinderleicht

Werden Sie wieder zum Kind. Als Kinder war es für uns ein großer Spaß, über gefällte Bäume zu balancieren, rückwärts zu laufen, mit geschlossenen Augen zu gehen, einbeinig zu hüpfen oder Purzelbäume zu schlagen. Diese »Kindereien« fördern Koordination und Balance – Fähigkeiten, die uns mit zunehmendem Alter verloren gehen. Nutzen Sie jede Gelegenheit, die sich Ihnen bietet!

Übungen am Arbeitsplatz

Sie kennen bereits den Nutzen von Aktivpausen. Führen Sie die nachfolgenden Dehn- und Balanceübungen als eigenständige, intensive Übungsreihe durch oder kombinieren Sie diese mit den Kräftigungsübungen aus Kapitel zwei. Sie können sich auch überlegen, mit welchen regelmäßigen Tätigkeiten sich die Übungen verknüpfen lassen. Auf diese Weise schaffen Sie neue Rituale, die Ihnen in kleinen Rationen zu mehr Beweglichkeit und Stabilität verhelfen. Sie könnten es sich beispielsweise zur Gewohnheit machen, nach jedem Telefonat, jeder Besprechung, jedem Gang zum Kaffeeautomat eine Übung zu machen.

Lockerung der Nackenmuskulatur I

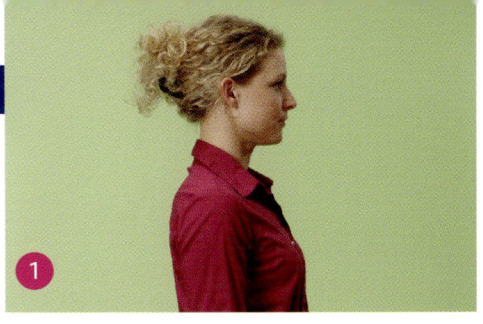

Ausgangsposition:
sitzend oder stehend mit geradem Rücken, beide Hände liegen locker auf den Oberschenkeln und die Schultern sind locker und nach hinten unten gezogen (Abb. 1).
Führen Sie jetzt den Kopf auf einer gedachten Linie waagerecht mit dem Kinn voran nach vorne und wieder zurück – vielleicht hilft Ihnen das Bild einer Taube, die ihren Kopf nach vorne streckt (Abb. 2). Der Rücken bleibt unbeweglich und aufrecht. Ist es unangenehm, verkleinern Sie die Bewegung. Es darf knirschen, soll aber nicht schmerzen!

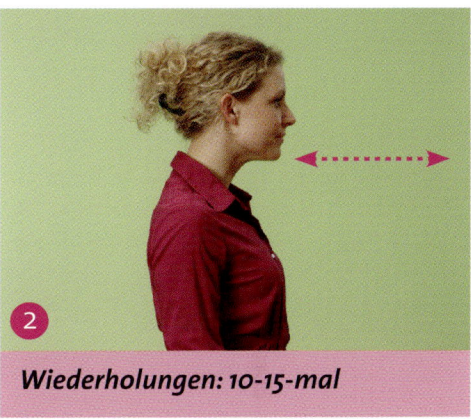

Wiederholungen: 10-15-mal

Lockerung der Nackenmuskulatur II

Ausgangsposition:
wie oben bei der ersten Übung beschrieben.

Beschreiben Sie mit dem Kinn einen kleinen Kreis in der Waagerechten. Stellen Sie sich vor, an Ihrem Kinn ist ein Pinsel befestigt und Sie wollen einen Kreis malen. Der Oberkörper bleibt ruhig, lediglich Kopf und Nacken bewegen sich.

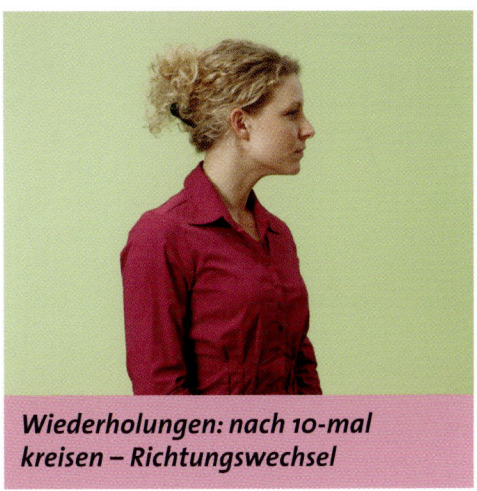

Wiederholungen: nach 10-mal kreisen – Richtungswechsel

Lockerung von Nacken und Schultern

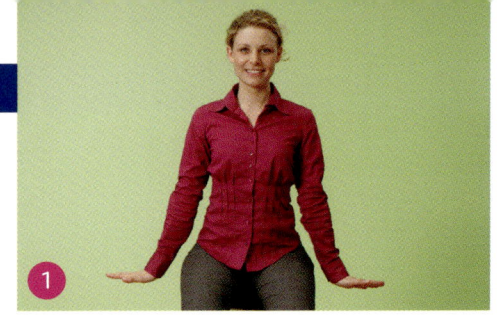

Ausgangsposition:
sitzend auf einem Stuhl ohne Armlehnen oder stehend.

Teil 1: Die Arme hängen seitlich neben dem Körper, die Hände sind geflext, d. h. die Fingerspitzen ziehen nach oben. Ziehen Sie jetzt beide Schultern mit Kraft in Richtung der Ohren, halten sie dort drei Sekunden und lassen sie dann gleichzeitig fallen.

Wiederholungen: 6-mal

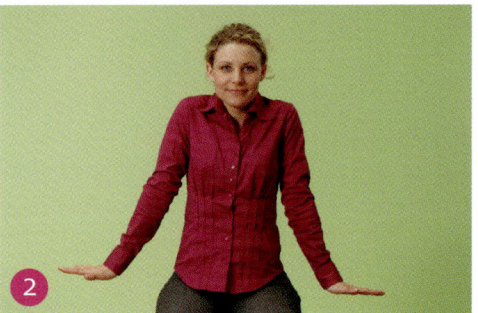

Teil 2: Die gestreckten Arme hängen seitlich neben dem Körper, die Hände sind geflext. Zählen Sie langsam bis zwölf und heben dabei betont langsam die gestreckten Arme, bis sie parallel zum Boden sind. In der Waagerechten schieben Sie die Handballen weit nach außen und gleichzeitig die Schulterblätter nach hinten unten. Dann senken Sie die Arme ebenso langsam wieder ab, schütteln sie aus und wiederholen Teil 2 der Übung zweimal.

Wiederholungen: 3-mal

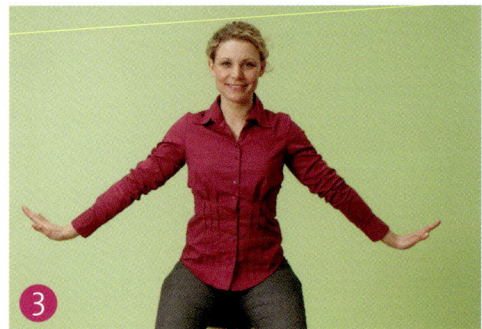

Nackendehnung I

Ausgangsposition:
stehend mit hüftbreit geöffneten, leicht gebeugten Beinen oder sitzend. Halten Sie den Rücken gerade, ziehen Sie die Schultern nach hinten unten und aktivieren Sie die Bauchspannung. Der Blick ist gerade nach vorne gerichtet.

Ausatmend neigen Sie den Kopf nach rechts – so, als wollten Sie das rechte Ohr auf der Schulter ablegen. Die Nase zeigt weiterhin nach vorne. Legen Sie die rechte Hand oberhalb des linken Ohres ab. Das Gewicht der rechten Hand verstärkt die Dehnung. Gleichzeitig schieben Sie den linken Arm nach unten. Sie sollten eine deutliche Dehnung im Nacken spüren. Halten Sie diese Position drei bis fünf Atemzüge.

Ausatmend drehen Sie den Kopf, so dass der Blick zum Boden geht. Die rechte Hand liegt nun auf dem Hinterkopf. Halten Sie diese Position drei bis fünf Atemzüge. Nehmen Sie dann die Hand vom Kopf, heben Sie langsam den Kopf und kommen Sie zurück in die Ausgangsposition. Spüren Sie einen Moment nach und üben Sie dann auf der anderen Seite.

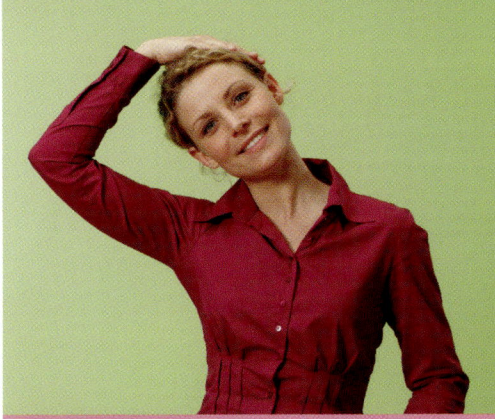

Wiederholungen: 2-mal 20 Sekunden pro Seite

Nackendehnung II

Ausgangsposition:
sitzend oder stehend mit geradem Rücken. Die Schultern sind locker und nach hinten unten gezogen.

Drehen Sie den Kopf vorsichtig nach rechts, so dass Sie über die rechte Schulter sehen können. Senken Sie langsam das Kinn Richtung Schulter. Atmen Sie in dieser Position dreimal ein und aus. Dann führen Sie den Kopf in einem Halbkreis über die Brust langsam und vorsichtig zur linken Seite. Verweilen Sie auch hier drei Atemzüge lang, bevor Sie wieder nach rechts rollen. Wechseln Sie nun mit jedem Atemzug die Seite.

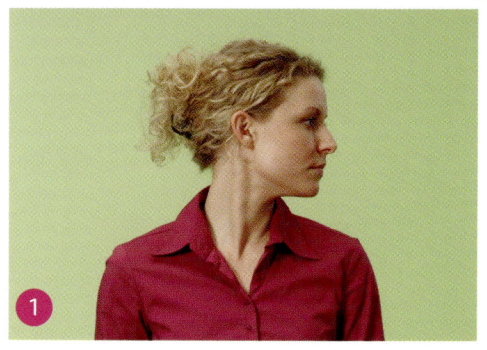

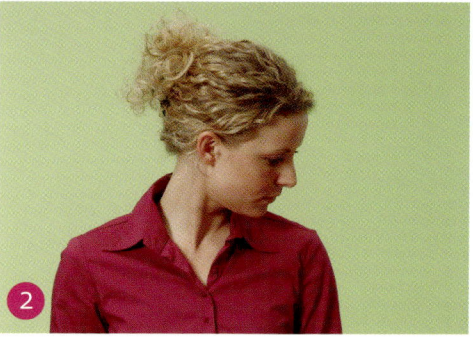

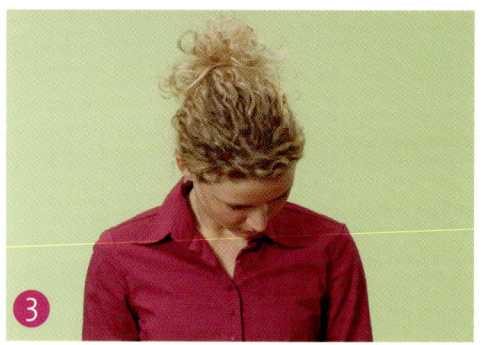

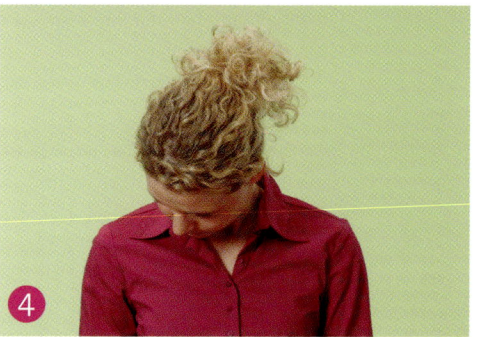

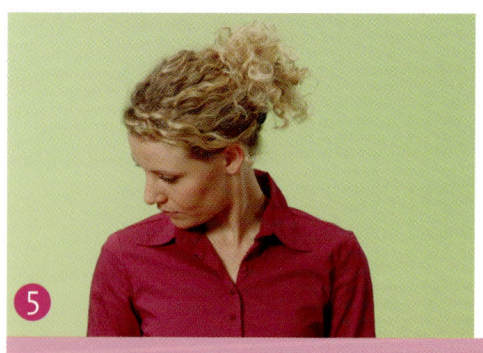

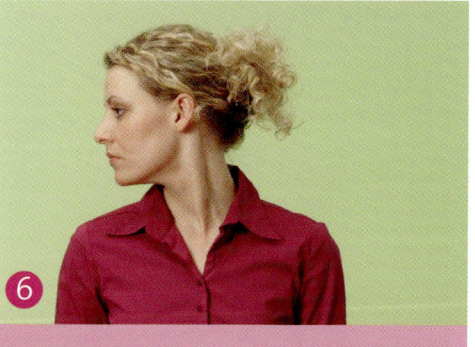

Wiederholungen: 1-mal 3 Atemzüge pro Seite – dann 5-maliger Seitenwechsel

Mobilisierung des Schultergürtels

Ausgangsposition:
sitzend auf einem Stuhl ohne Armlehnen oder stehend mit leicht gebeugten Beinen. Kreisen Sie abwechselnd mit den Schultern nach hinten. Betonen Sie vor allem die Bewegung nach hinten unten. Nach acht Kreisen pro Schulter lassen Sie beide Schultern gleichzeitig achtmal kreisen (Abb. 1).

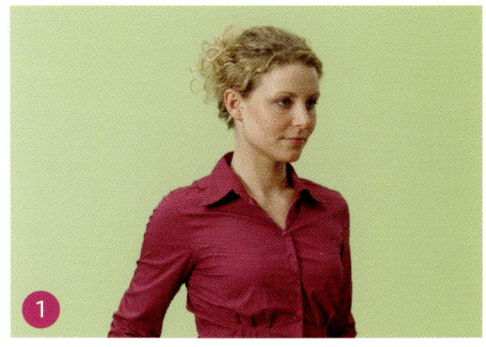

Beschreiben Sie nun abwechselnd mit den Ellenbogen acht Kreise nach hinten (Abb. 2). Lassen Sie sich Zeit und versuchen Sie, die Kreise möglichst exakt auszuführen. Nach acht Kreisen pro Ellenbogen achtmal mit beiden Ellenbogen gleichzeitig kreisen.

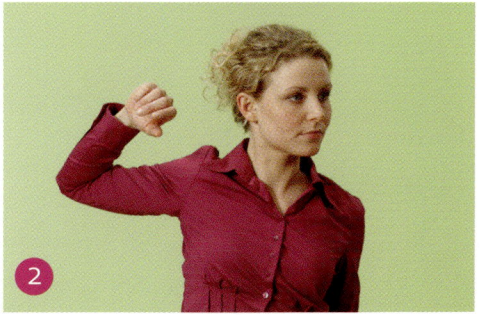

Schließlich beschreiben Sie mit ausgestreckten Armen acht Kreise nach hinten – zuerst abwechselnd, dann gleichzeitig (Abb. 3).

Abschließend beschreiben Sie drei Kreise abwechselnd mit beiden Ellenbogen und drei Kreise mit den Schultern.

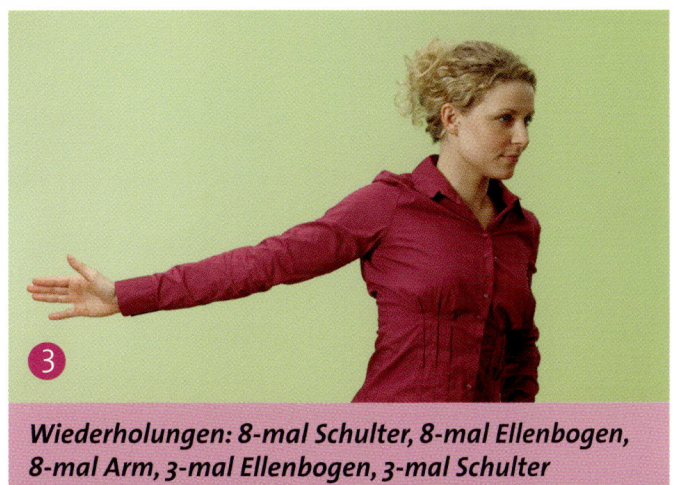

Wiederholungen: 8-mal Schulter, 8-mal Ellenbogen, 8-mal Arm, 3-mal Ellenbogen, 3-mal Schulter

Mobilisierung der Schultern

Ausgangsposition:
stehend mit etwas breiter gegrätschten Beinen, die linke Hand ist in die Taille gestützt, der rechte Arm ist gestreckt und der Daumen zeigt nach außen.

Beschreiben Sie mit dem rechten Arm vor dem Körper eine liegende Acht. Der Daumen gibt dabei die Richtung vor, d. h. abwechselnd zeigt die Handfläche bzw. der Handrücken zur Zimmerdecke. Beginnen Sie mit kleinen Bewegungen und werden Sie immer größer. Der Oberkörper darf sich mitbewegen. Wenn Sie auch die Knie leicht beugen, wird die Bewegung noch größer und dynamischer.

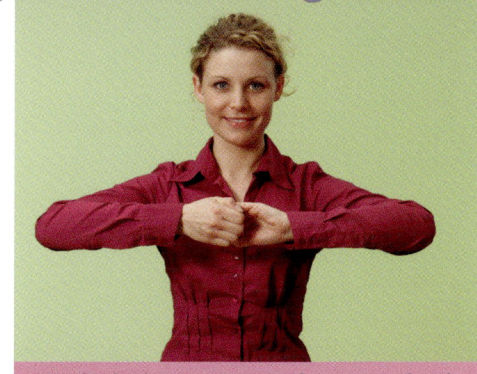

Wiederholungen: 8-mal mit wechselnder Handstellung

Dehnung von Schultern, Armen und Nacken

Ausgangsposition:
sitzend auf der Stuhlkante, die Beine im rechten Winkel.

Verhaken Sie die Finger beider Hände auf Brusthöhe ineinander, d. h. der Handrücken der rechten Hand zeigt vom Körper weg, der Daumen ist oben, der Handrücken der linken Hand zeigt zum Körper hin und der Daumen zeigt nach unten. Nun ziehen Sie beide Arme kräftig auseinander – halten Sie diese Anspannung fünf bis zehn Sekunden und lösen Sie sie dann langsam wieder auf. Achten Sie dabei darauf, dass die Schultern gesenkt und die Ellenbogen auf Schulterhöhe bleiben.

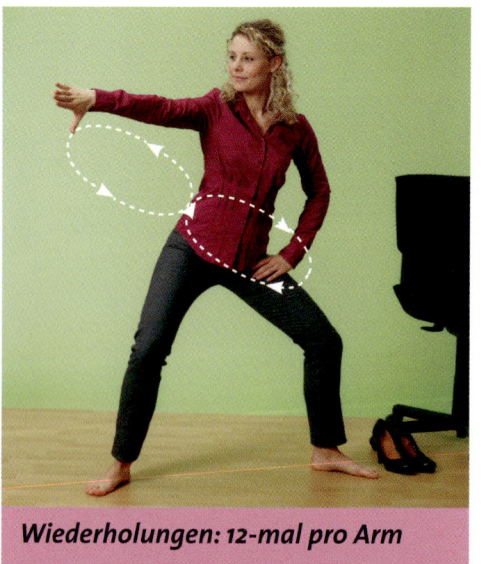

Wiederholungen: 12-mal pro Arm

Dehnung von Brust und Armen

Ausgangsposition:
stehend mit hüftbreit geöffneten, leicht gebeugten Beinen. Die Arme hängen locker neben dem Körper.

Aktivieren Sie Ihre Bauchmuskulatur und verschränken Sie die Finger hinter dem Körper. Heben Sie langsam die gestreckten Arme nach oben. Der Oberkörper bleibt aufrecht. Halten Sie diese Position fünf Atem-züge und senken die Arme langsam wieder ab. Senken Sie nun den Oberkörper nach vorne bis in die Waagerechte – wenn es Ihnen möglich ist auch gerne tiefer. Die Arme wandern gleichzeitig weiter nach oben Richtung Zimmerdecke. Halten Sie diese Position fünf Atemzüge lang, richten Sie sich dann langsam wieder auf, lösen Sie die Hände und lockern Sie Arme und Oberkörper.

Variante:
Wenn Sie mit jeder Ausatmung die Arme heben und einatmend wieder senken, haben Sie eine Kräftigungsübung für Schultern und Rücken.

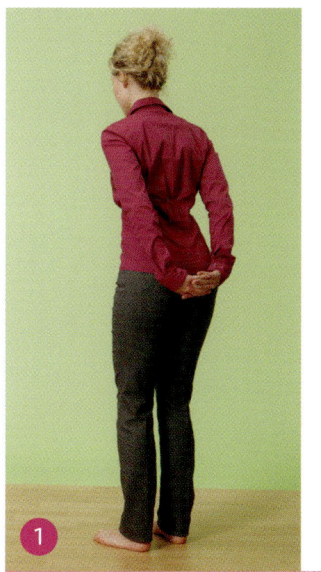
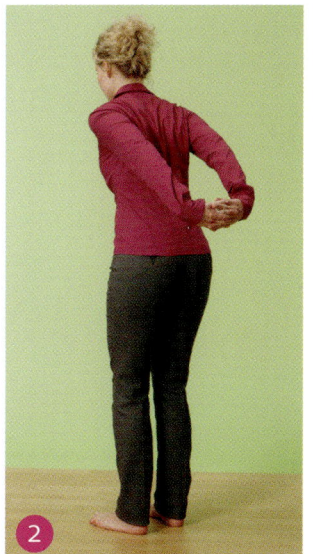
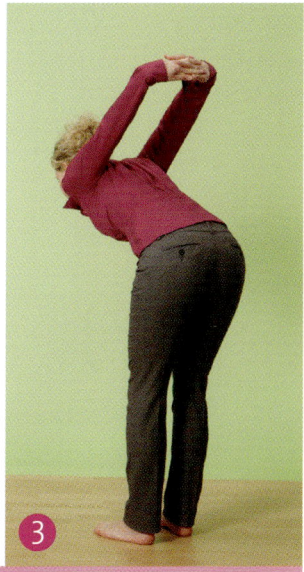

Wiederholungen: 2-mal 5 Atemzüge

Dehnung von Brust, Armen und Schultern

Ausgangsposition:
Sie stehen seitlich (mit der rechten Schulter) dicht vor einer Wand. Legen Sie die rechte Hand etwas oberhalb von Schulterhöhe an die Wand.

Machen Sie mit dem rechten Bein einen Schritt nach vorne. Richten Sie nun vorsichtig das Becken und damit den Oberkörper gerade aus. Bleiben Sie 20 Sekunden in dieser Position und spüren Sie die Dehnung in der Schulter. Lösen Sie die Dehnung langsam wieder auf, bevor Sie zur anderen Seite wechseln. Variieren Sie die Höhe der Handstellung.

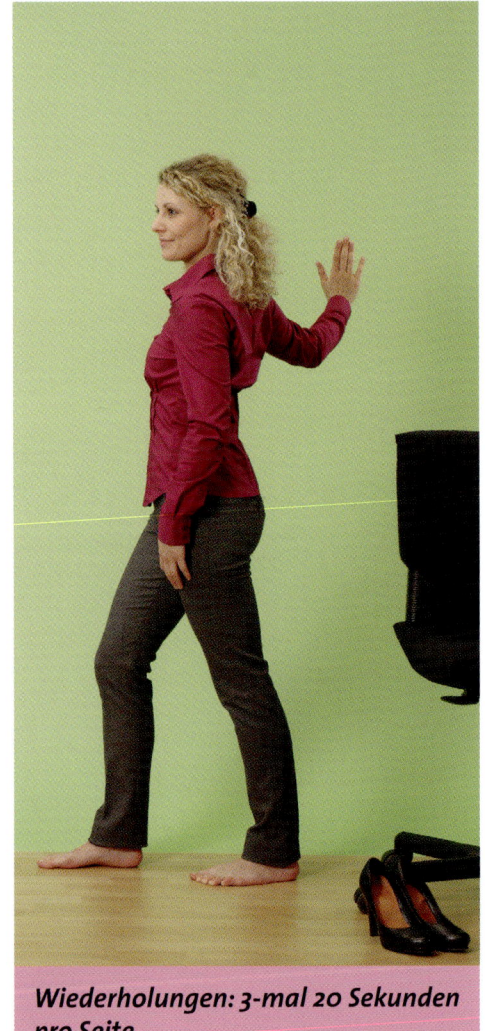

Wiederholungen: 3-mal 20 Sekunden pro Seite

Dehnung von Rücken und Schultern

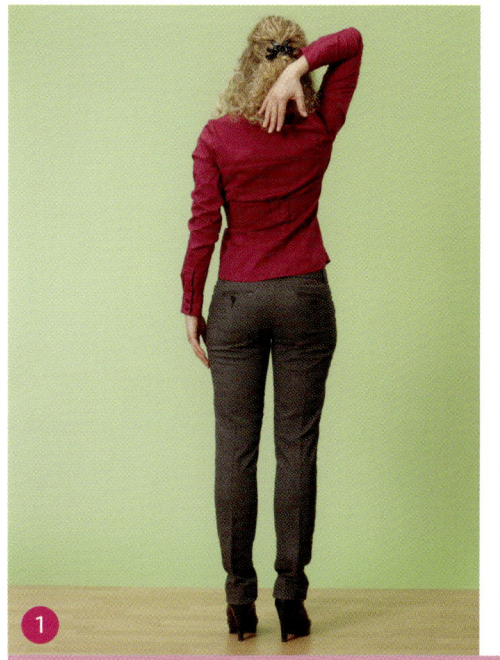

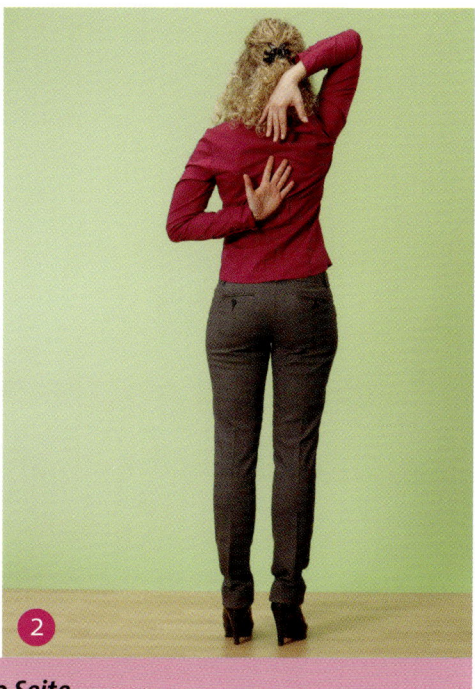

Wiederholungen: 3-mal 20 Sekunden pro Seite

Ausgangsposition:
bevorzugt stehend, jedoch auch sitzend möglich.

Heben Sie den rechten Arm ausgestreckt neben dem Kopf in Richtung Decke, beugen Sie dann das Ellenbogengelenk, so dass der Unterarm hinter dem Kopf nach unten fällt.

Achten Sie auf Ihre Bauchspannung, um nicht ins Hohlkreuz zu fallen. Nun versuchen Sie, mit der linken Hand von unten die rechte Hand an den Fingerspitzen zu berühren oder die Finger zu verschränken. Der Oberkörper sollte möglichst aufrecht bleiben und nicht ausweichen. Halten Sie diese Position für einige Atemzüge – Seitenwechsel.

55

Lockerung der Brustwirbelsäule

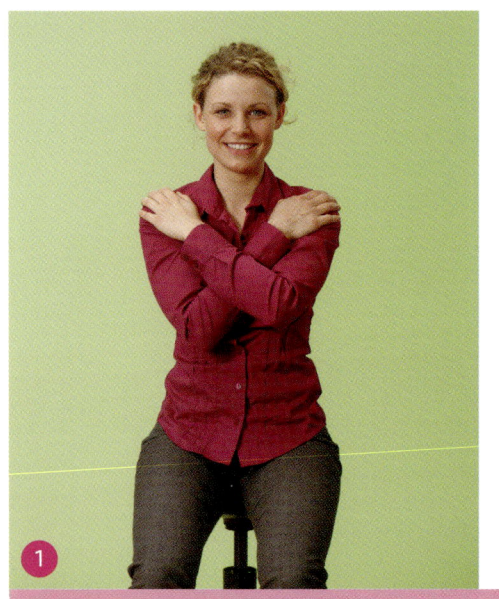

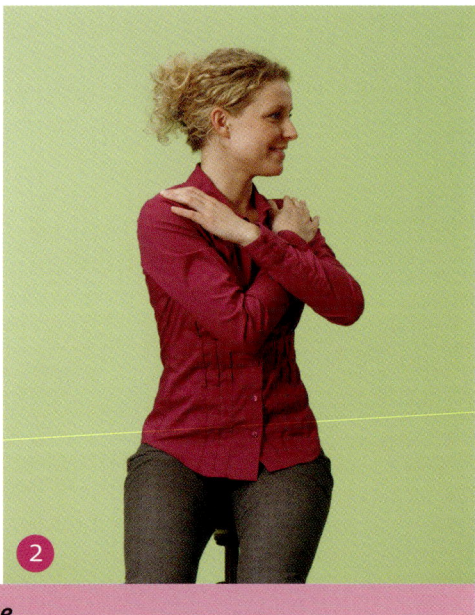

Wiederholungen: 20- bis 30-mal pro Seite

Ausgangsposition:

sitzend auf der Stuhlkante, beide Beine im rechten Winkel nebeneinander. Kreuzen Sie die Arme vor der Brust und legen Sie locker die rechte Hand auf die linke Schulter und die linke Hand auf die rechte Schulter.

Aktivieren Sie die Bauchmuskulatur. Drehen Sie den Oberkörper und die Arme nach rechts und dann über die Mitte nach links. Achten Sie darauf, dass Ihr Becken stabil und beide Gesäßhälften auf dem Stuhl bleiben. Die Bewegungen werden zügig und mit Schwung durchgeführt. Wenn Sie sich sicher fühlen, neigen Sie den geraden Oberkörper etwas nach vorne bzw. nach hinten und führen in diesen Positionen die Drehbewegung aus.

Mobilisierung bzw. Dehnung der Brustwirbelsäule

Ausgangsposition:

stehend mit leicht gegrätschten Beinen oder sitzend auf der Stuhlkante.

Verschränken Sie die Finger auf Brusthöhe ineinander. Kippen Sie das Becken nach vorne, beugen Sie Rücken und Kopf ebenfalls nach vorne – so als würden Sie sich mit Ihrem Oberkörper über einen großen Ball legen. Ziehen Sie den Bauchnabel fest Richtung Wirbelsäule, so dass Ihr Rücken wie ein »C« aussieht. Sie sollten nun eine Dehnung im gesamten Rücken, vor allem im oberen Rückenbereich spüren. Halten Sie diese Dehnung einige Atemzüge (Abb. 1).

Dann lösen Sie die Hände und führen die Arme mit den Handflächen nach oben auf Schulterhöhe nach hinten, so dass sich die Schulterblätter aufeinander zu bewegen. Denken Sie an die Bauchspannung. Halten Sie diese Position ebenfalls einige Atemzüge.

Nun üben Sie dynamisch: Ausatmend führen Sie die Arme vor dem Körper zusammen und runden den Rücken, einatmend führen Sie die gestreckten Arme seitlich nach hinten und heben das Brustbein.

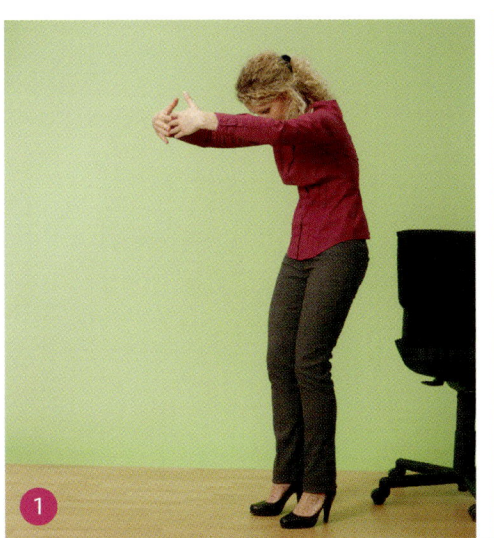
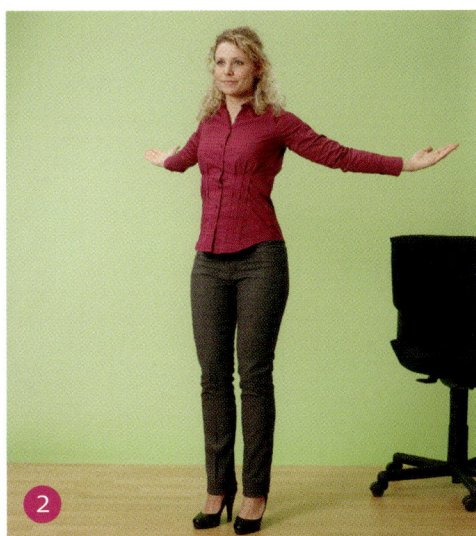

Wiederholungen: 3-mal dehnen, 5-mal dynamisch nach vorne/hinten

Wirbelsäulenentlastung

Ausgangsposition:
sitzend auf der Stuhlkante, beide Beine im rechten Winkel nebeneinander, die Hände sind rechts und links auf der Sitzfläche abgestützt, die Finger zeigen nach vorne.

Aktivieren Sie die Bauchspannung. Ausatmend strecken Sie beide Ellenbogen – der Po schwebt nun über der Sitzfläche. Schieben Sie sich bewusst aus den Schultern heraus! Halten Sie diese Position drei Atemzüge. Mit der nächsten Ausatmung beugen Sie die Ellenbogen wieder, usw.

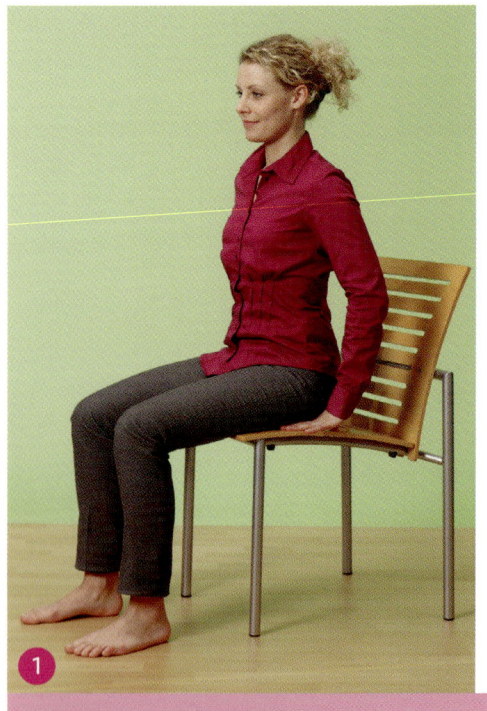

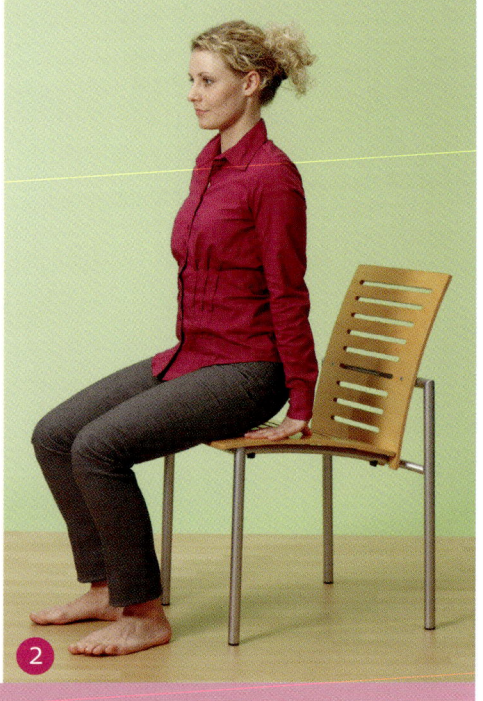

Wiederholungen: 2 Sätze à 12-mal

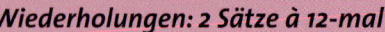

Seitliche Rumpfbeuge I

Ausgangsposition:
sitzend auf einem Stuhl ohne Armlehnen oder stehend.
Verschränken Sie Ihre Finger und drehen Sie die Handfläche nach unten (Abb. 1). Einatmend heben Sie langsam die Arme vor dem Körper nach oben, bis sie neben den Ohren sind und ziehen die Schultern hoch zu den Ohren (Abb. 2), ausatmend lassen Sie sie langsam wieder absinken und ziehen die Schulterblätter noch einmal bewusst nach unten.
Mit der nächsten Ausatmung aktivieren Sie Bauch- und Po-Muskulatur und beugen sich langsam zu einer Seite (Abb. 3). Beim Üben im Stehen achten Sie darauf, dass das Becken gerade bleibt. Verbleiben Sie zwei bis drei Atemzüge in dieser Seitenposition. Korrigieren Sie ggf. die Schulterblätter nach hinten unten. Einatmend führen Sie die Arme wieder zur Mitte. Ausatmend neigen Sie den Oberkörper zur anderen Seite, usw.

Dynamisch: Heben Sie die Arme wie beschrieben über den Kopf und lassen die Schultern nach unten sinken. Ausatmend neigen Sie sich zu einer Seite, einatmend kommen Sie zurück zur Mitte und ausatmend neigen Sie sich zur anderen Seite, usw. Weichen Sie mit dem Oberkörper nicht aus, halten Sie die Bauchspannung und ziehen Sie die Schulterblätter immer wieder nach hinten unten.

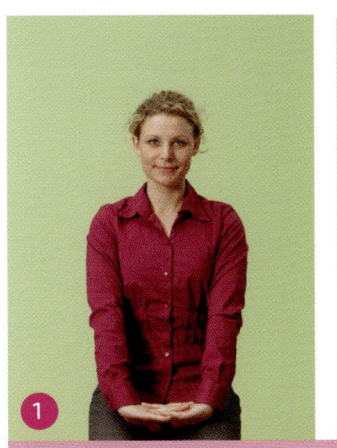
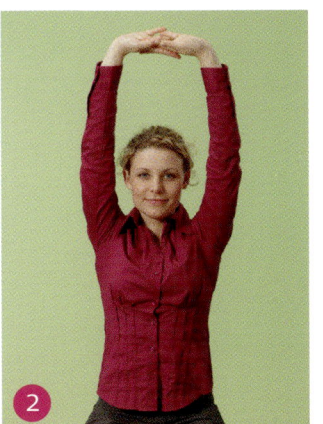
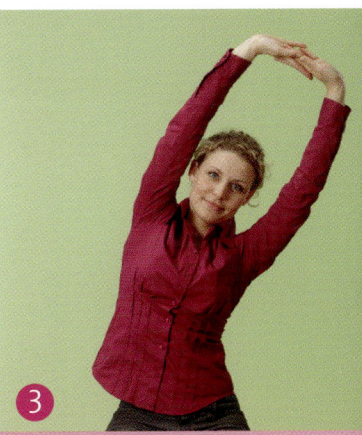

Wiederholungen: 6-mal

Seitliche Rumpfbeuge II

Ausgangsposition:
sitzend mit leicht geöffneten Beinen. Der linke Arm liegt entspannt auf dem Oberschenkel, der rechte Arm ist neben dem Kopf und bis in die Fingerspitzen gestreckt.

Ausatmend beugen Sie sich nach links, einatmend richten Sie sich wieder auf und ziehen die Schulter nach hinten unten. Ausatmend beugen Sie sich erneut nach links, usw. Beim sechsten Mal bleiben Sie in der Seitenneigung und drehen Gesicht und Oberkörper Richtung Boden. Korrigieren Sie ggf. die Schulter nach hinten unten. Bleiben Sie drei Atemzüge in dieser Position, bevor Sie sich wieder aufrichten und die Seite wechseln.

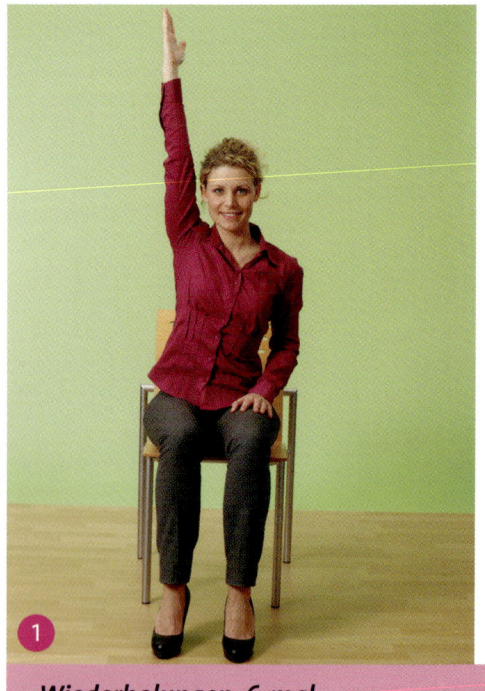
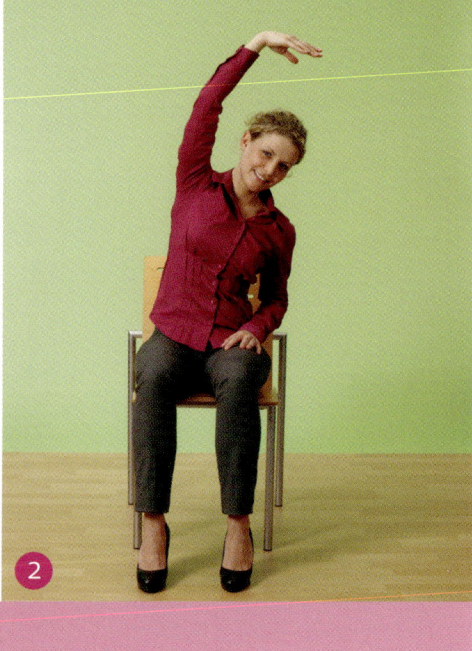

Wiederholungen: 6-mal

Dehnung der Rückenmuskulatur

Ausgangsposition:
sitzend auf der Stuhlkante, beide Beine sind
gerade nach vorne ausgestreckt, so dass nur
die Fersen den Boden berühren. Die Hände
liegen locker auf den Oberschenkeln.
Beugen Sie sich mit gerundetem Rücken
nach vorne. In Ihrer Vorstellung legen Sie
sich über einen Ball, der in Ihrem Schoß liegt.
Versuchen Sie mit den Fingern die Zehen zu
berühren. Halten Sie diese Position 20 bis 30
Sekunden und bringen Sie dann den Oberkörper wieder in die Ausgangsposition.

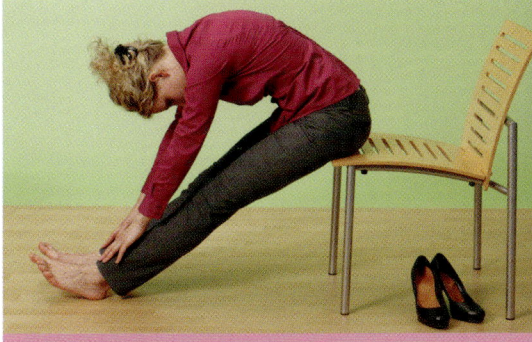

Wiederholungen: 3-mal 20 Sekunden

Rückenstrecker

Hilfsmittel:
eine Tür oder ein Stuhl mit Rückenlehne –
besser eine Tür.
Stellen Sie sich ca. einen Meter vor eine ge-
öffnete Türe und umfassen mit den Händen
jeweils eine Türklinke. Beugen Sie die Beine,
gehen so in die Hocke und senken das Gesäß
möglichst weit ab. Der Rücken bleibt gerade.
Halten Sie diese Dehnung 20 bis 30 Sekunden.

Variante: Stellen Sie sich ca. einen Meter vor
die Rückenlehne eines Stuhls. Legen Sie die
Hände auf die Rückenlehne und gehen Sie
mit geradem Rücken in die Hocke, der Kopf

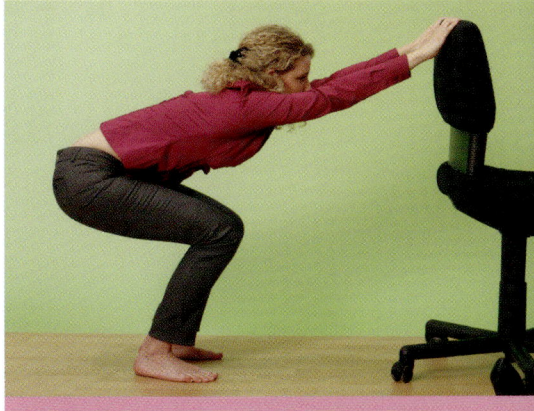

Wiederholungen: 3-mal 20 Sekunden

»wandert« zwischen die Arme. Halten Sie
diese Dehnung 20 bis 30 Sekunden.

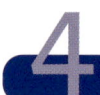

4

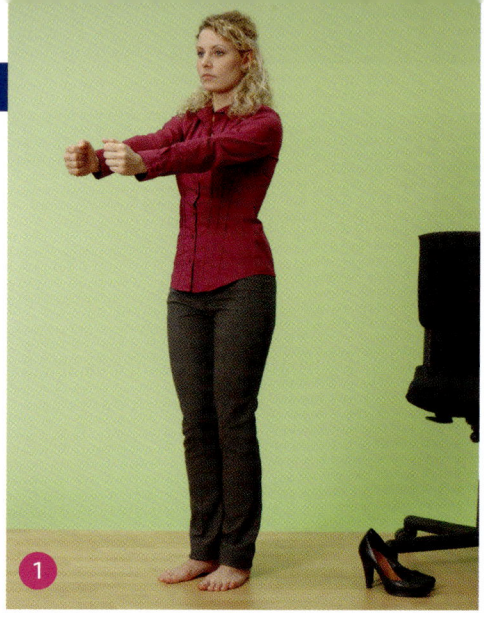

Brust und Rücken öffnen – eine Koordinationsübung

Ausgangsposition:
stehend mit geradem Rücken, hüftbreit geöffneten Beinen und locker hängenden Armen.
Heben Sie beide Arme auf Schulterhöhe vor Ihrem Körper und schließen Sie die Hände zu Fäusten (Abb. 1).

Öffnen Sie nun die Arme auf Schulterhöhe zu den Seiten und machen gleichzeitig mit dem rechten Fuß einen Schritt nach vorne. Verlagern Sie das Gewicht auf das rechte Bein (Abb. 2), das nun gebeugt ist. Das hintere Bein ist gestreckt.

Nun strecken Sie beide Knie, verlagern das Gewicht auf das hintere linke Bein und füh-ren gleichzeitig beide Arme mit geschlos-senen Fäusten auf Brusthöhe vor den Körper (Abb. 3).

Strecken Sie das linke Bein, beugen Sie das rechte und verlagern Sie das Gewicht wieder auf das vordere Bein. Gleichzeitig öffnen Sie beide Arme zur Seite (Abb. 4).

Strecken Sie beide Beine, verlagern das Ge-wicht auf das hintere linke Bein (Abb. 5), stel-len Sie das rechte Bein neben das linke und lassen Sie die Arme sinken.

Wiederholen Sie diese Übung nun mit dem anderen Bein, d. h. das linke Bein ist nun vorne.

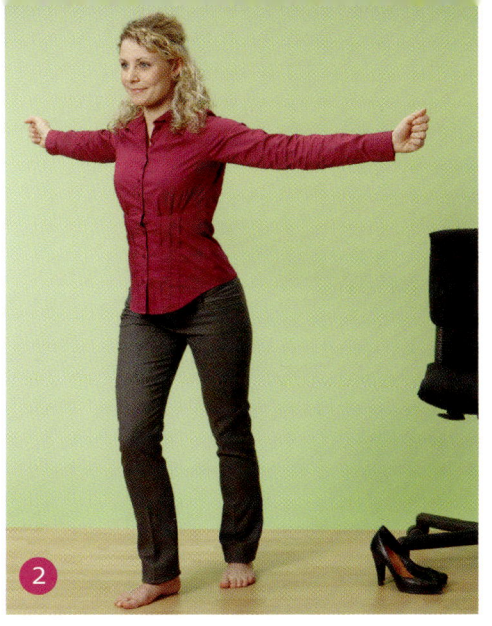

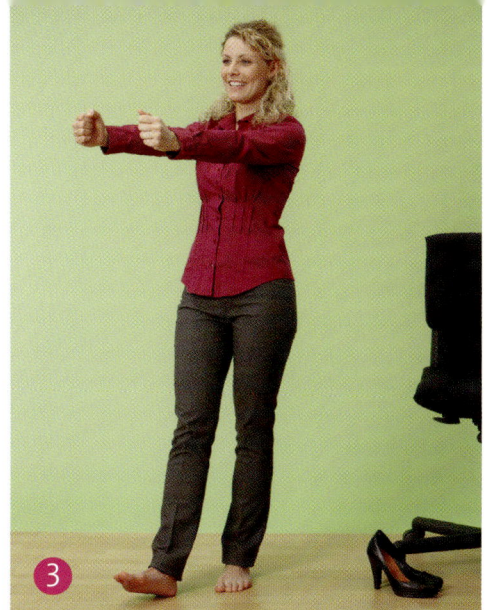

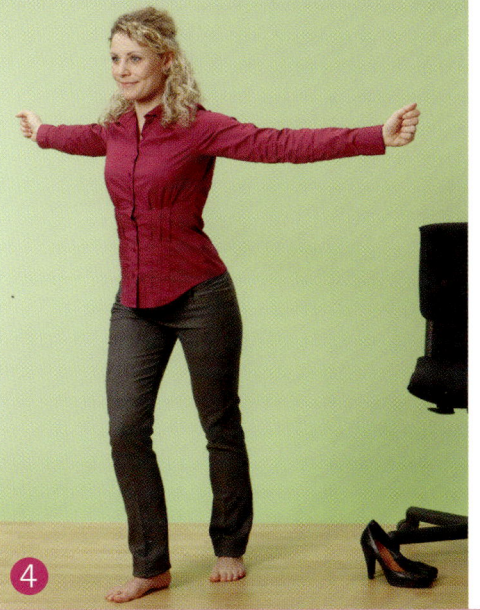

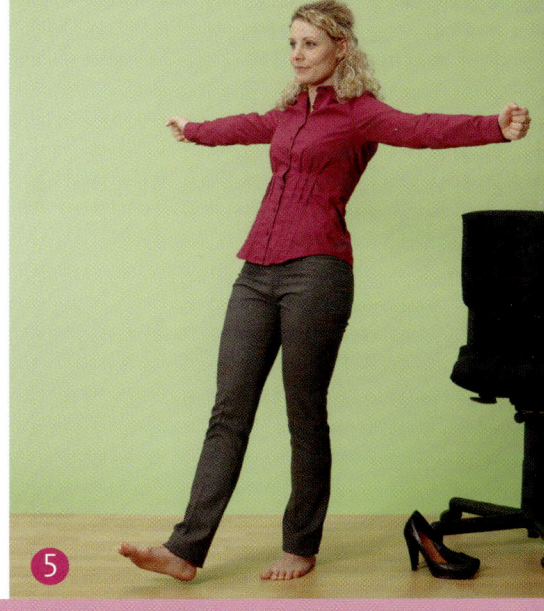

Wiederholung: 2 Sätze pro Seite

Beckenmobilisierung auf dem Gymnastikball

Ausgangsposition:
Sie sitzen auf einem Gymnastikball, beide Beine stehen hüftbreit auf dem Boden. Die Hände liegen locker auf den Oberschenkeln oder sind in die Taille gestützt.

Kippen Sie ausatmend das Becken nach hinten, d. h. Schambein und untere Rippen nähern sich an, Sie ziehen den Bauchnabel nach innen und beugen den oberen Rücken leicht nach vorne. Einatmend kippen Sie das Becken nach vorne, so dass ein leichtes Hohlkreuz entsteht, usw.

Dann schieben Sie das Becken abwechselnd nach links bzw. rechts oben. Stellen Sie sich vor, Becken und Achsel bewegen sich aufeinander zu.

Zum Abschluss beschreiben Sie mit dem Becken kleine Kreise. Sie kippen Ihr Becken also nach vorne, dann nach rechts, nach hinten und nach links. Nach acht Kreisen wechseln Sie die Bewegungsrichtung.

Variante: Sie können diese Übung auch im Stehen ausführen.

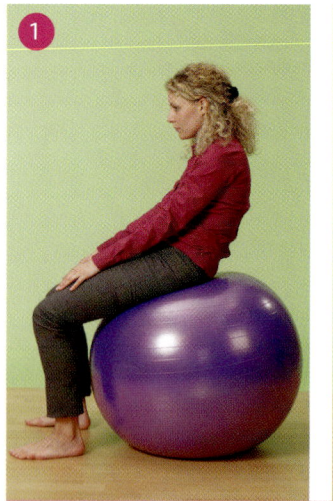
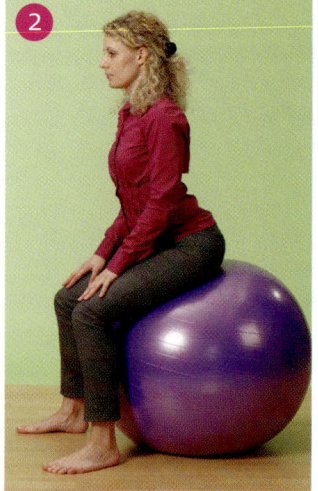
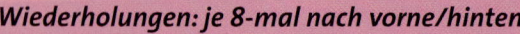

Wiederholungen: je 8-mal nach vorne/hinten

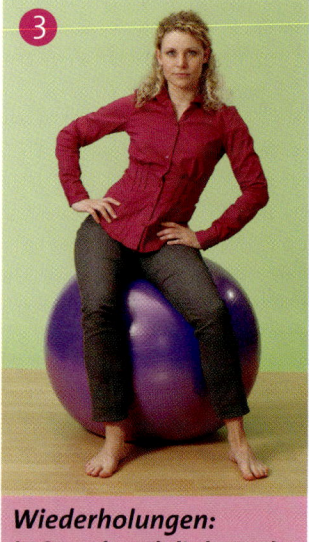

**Wiederholungen:
je 8-mal nach links/rechts**

Kräftigung und Balance

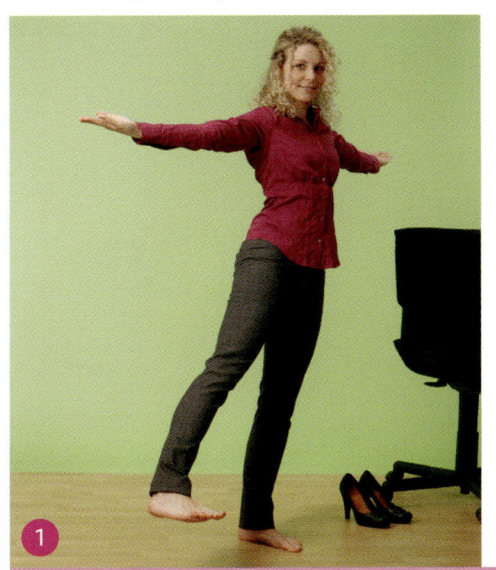

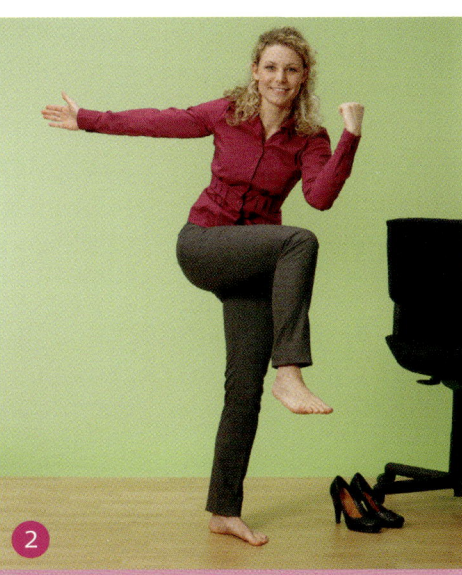

Wiederholungen: 12-mal – dann Seitenwechsel

Ausgangsposition:

stehend, mit Gewichtsverlagerung auf das linke, leicht gebeugte Bein. Die Hände sind in die Taille gestützt oder seitlich auf Schulterhöhe ausgestreckt, die Handflächen zeigen nach oben.

Aktivieren Sie Ihre Bauchspannung und konzentrieren Sie sich auf einen Punkt vor Ihnen auf dem Boden. Der Oberkörper bleibt während der gesamten Übung aufrecht, ohne auszuweichen.

Flexen Sie den rechten Fuß, d. h. ziehen Sie die Zehen Richtung Schienbein und heben Sie das rechte, gestreckte Bein seitlich an. Ausatmend führen Sie den linken Ellenbogen und das rechte Bein vor dem Körper zusammen; einatmend strecken Sie Bein und Arm diagonal in die entgegengesetzte Richtung. Halten Sie während der gesamten Übung die Bauchspannung und ziehen Sie die Schulterblätter nach hinten unten.

Dehnung der hinteren Oberschenkel- muskulatur

Ausgangsposition:
sitzend auf der Stuhlkante, beide Beine sind gerade nach vorne ausgestreckt, so dass nur die Fersen den Boden berühren. Die Hände liegen locker auf den Oberschenkeln.

Beugen Sie den geraden Rücken nach vorne, bis Sie ein Ziehen an der Rückseite der Oberschenkel spüren. Halten Sie diese Position 20 bis 30 Sekunden und bringen Sie dann den Oberkörper langsam wieder in die Ausgangsposition.

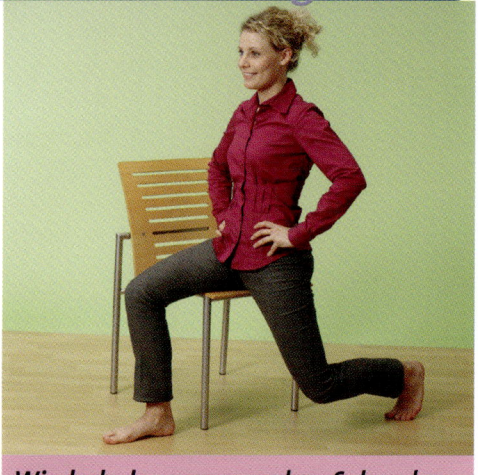

Wiederholungen: 2-mal 20 Sekunden pro Seite

Dehnung der Leiste I

Ausgangsposition:
seitlich auf einen Stuhl sitzend; nur die rechte Gesäßhälfte ist auf dem Stuhl. Das rechte Bein steht im rechten Winkel vor dem Stuhl, das linke Bein ist nach hinten gestreckt, die Zehen sind aufgestellt. Die Hände sind in die Hüften gestützt.

Kippen Sie das Becken nach vorne, indem Sie das hintere linke Bein leicht beugen. Spüren Sie eine leichte Dehnung in der linken Leiste und in der Innenseite des linken Oberschenkels? Sie können die Dehnung verstärken, indem Sie den Oberkörper leicht nach hinten neigen.

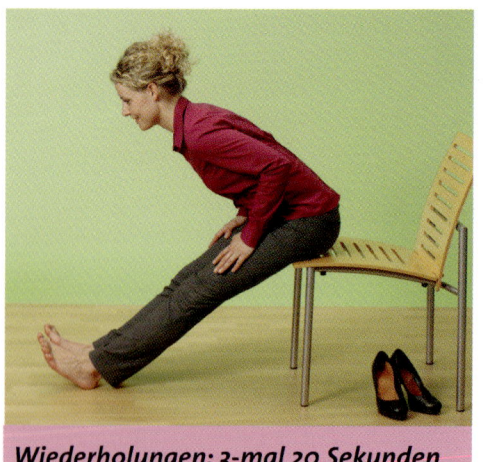

Wiederholungen: 3-mal 20 Sekunden

Dehnung der Leiste II

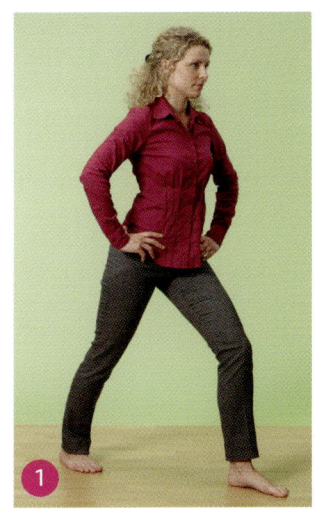

Ausgangsposition:
Ausfallschritt mit aufrechtem Rücken, die Hände sind in die Taille gestützt. Beugen Sie beide Knie. Der Oberkörper bleibt aufrecht. Kippen Sie jetzt Ihr Becken nach vorne, bis Sie eine Dehnung im Hüftbeuger spüren. Halten Sie diese Position 20 Sekunden, lösen Sie sie langsam wieder auf und wechseln Sie die Seite. Diese Übung ist besonders wichtig, wenn man viel sitzt. Wiederholungen: 3-mal 20 Sekunden

Variante:
Wenn Sie dynamisch üben, d. h. abwechselnd das hintere Bein beugen und strecken, haben Sie ein effektives Gesäß-Beine-Training.

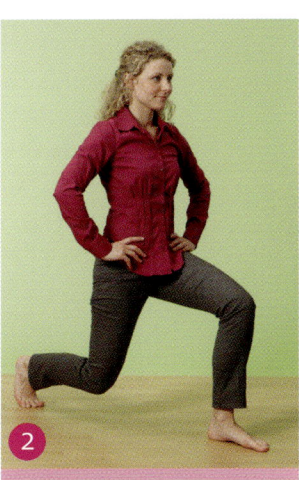

Wiederholungen: 2-mal 20 Sekunden

Zehen

Ausgangsposition:
stehend, mit ausgezogenen Schuhen und Strümpfen. Heben Sie fünfmal nur beide großen Zehen an (Abb. 1). Nun heben Sie fünfmal alle Zehen außer den großen Zehen (Abb. 2). Bewegen Sie jetzt alle Zehen einzeln, beginnend beim großen Zeh und senken alle Zehen einzeln. Nach fünf Wiederholungen wechseln Sie die Richtung.

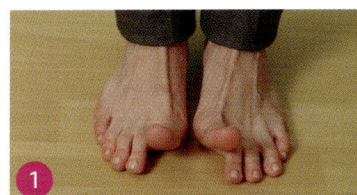

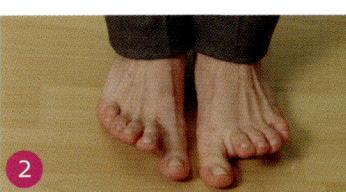

Wiederholungen: 3-mal 5 von der großen Zehe zur kleinen – dann Richtungswechsel

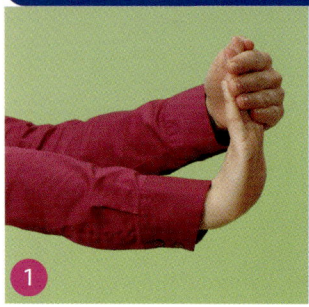

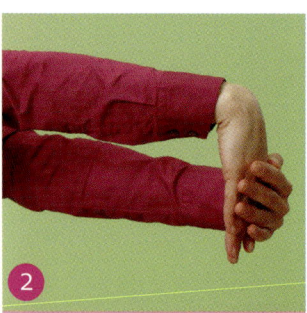

Wiederholungen: 2- bis 3-mal 20 Sekunden

Dehnung der Hände

Ausgangsposition:
sitzend oder stehend. Diese Übung eignet sich besonders für Menschen, die viel schreiben.

Strecken Sie einen Arm gerade nach vorne aus und flexen Sie die Hand (die Handfläche zeigt von Ihnen weg, die Finger ziehen Richtung Unterarm). Ziehen Sie die Schultern von den Ohren weg nach hinten unten. Mit der anderen Hand umfassen Sie die aufgestellten Finger und einen Teil der Handfläche und dehnen sie vorsichtig ca. 20 Sekunden noch weiter in Richtung Unterarm. Lösen Sie langsam die Dehnung und wechseln Sie die Hand. Wiederholen Sie diesen Wechsel mindestens zweimal pro Seite.

Danach »klappen« Sie die Hand des ausgestreckten Arms nach unten. Mit der anderen Hand umfassen Sie den Handrücken und dehnen die Hand vorsichtig ca. 20 Sekunden zum Körper hin – mehrmaliger Handwechsel.

Handgelenke

Ausgangsposition:
Sie legen die Hände wie zum Gebet vor der Brust aneinander – die Daumen berühren Ihr Brustbein.

Nun führen Sie Ihre Hände Richtung Boden; die Handflächen sollen sich weiterhin komplett berühren, die Fingerspitzen zeigen nach oben. Bleiben Sie einige Atemzüge in der tiefstmöglichen Position. Lösen Sie die Dehnung dann langsam wieder auf.

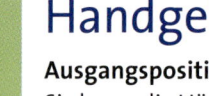

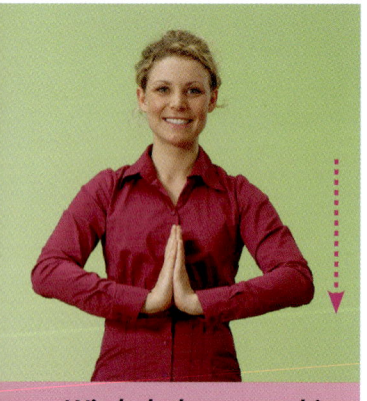

Wiederholungen: 2- bis 3-mal 20 Sekunden

5 Entspannung – mehr Gelassenheit im Alltag

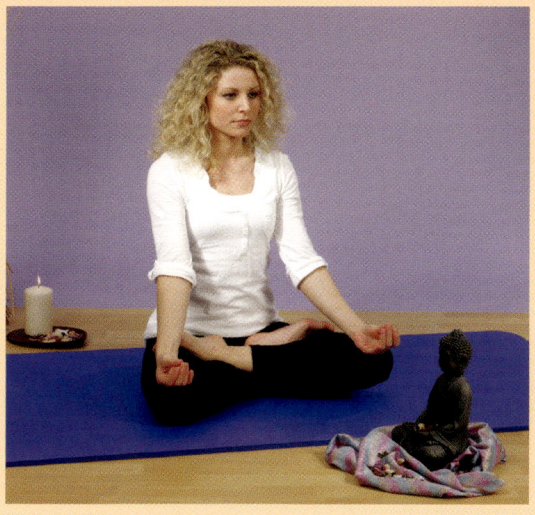

Wir alle werden heute viel stärker gefordert, als dies noch vor einigen Jahren der Fall war. Zeit- und Leistungsdruck nehmen zu, die Komplexität unseres Umfeldes und unserer Aufgaben wächst und die Anforderungen an unsere Flexibilität werden immer größer. Nicht nur beruflich, sondern auch privat sind wir häufig terminlich durchgetaktet: Verabredungen mit Freunden, Wochenendausflüge, Wäsche waschen, Hemden bügeln, die Kinder zur Schule bringen, Arztbesuche, den Wocheneinkauf erledigen, usw. Wir tanzen auf (zu?) vielen Hochzeiten! Wer wünscht sich da manchmal nicht mehr Ruhe und Gelassenheit? Das Geheimnis, um diese Gelassenheit zu erlangen, liegt im Wechsel zwischen An- und Entspannung. Entspannungsübungen haben eine ausgleichende Wirkung auf den stressreichen Alltag. Zudem aktivieren sie unsere Energie, senken unser subjektives Stressempfinden und wirken präventiv.

Entspannungstechniken – das große 1 x 1 der Gelassenheit

Der »Mehr-Wert« von regelmäßigen Entspannungsübungen ist groß: mehr Ausgeglichenheit, mehr Energie, mehr Gelassenheit gegenüber den Widrigkeiten des Alltags, eine Verbesserung der allgemeinen Lebensqualität und Stimmungslage, Vorbeugung gegen stressbedingte Erkrankungen wie Schlafstörungen, Bluthochdruck, Atemnot, Ohrensausen, Magenschmerzen, Tinnitus, Autoimmunerkrankungen, u. v. m.

Es gibt »bewegte« Entspannungsmethoden wie Yoga oder Qi Gong, und solche ohne Bewegung, beispielsweise Atemmeditation oder autogenes Training. Probieren Sie aus, was zu Ihnen passt. Üben Sie eine Methode mindestens fünf- bis achtmal. Manchmal dauert es eine Weile, bis man weiß, worauf es ankommt, und bis man sich darauf einlassen kann. Sollte es beim ersten oder zweiten Mal nicht klappen, geben Sie nicht auf. Wenn Sie dann das Gefühl haben, Sie kommen mit dieser Methode nicht zurecht, probieren Sie eine andere Methode aus – ebenfalls fünf- bis achtmal. Wiederholen Sie das solange, bis Sie Ihre Methode gefunden haben. Möglicherweise fällt es Ihnen anfangs schwer, sich auf Entspannungsübungen einzulassen. Haben Sie Geduld mit sich. Es wird von Mal zu Mal leichter!

Wichtiger Tipp:

*Bitte meditieren Sie nicht, wenn Sie sich in einer **Krise** befinden und/oder unter **Depressionen** leiden. In diesem Fall sprechen Sie vorher mit Ihrem Arzt oder Therapeuten und üben ausschließlich unter ärztlicher Aufsicht.*

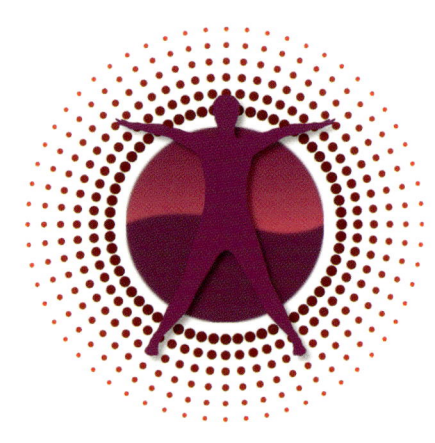

Und noch ein paar Tipps:

- *Üben Sie mit leerem Bauch – essen Sie ein bis zwei Stunden vorher möglichst nichts.*

- *Tragen Sie lockere Kleidung oder öffnen Sie für die Übung Gürtel, Hemd- und Hosenknopf.*

- *Ärgern Sie sich nicht, wenn Ihnen während des Übens ablenkende Gedanken durch den Kopf schießen. Das hat nichts mit Unfähigkeit zu tun. Ihr Geist muss erst lernen, nichts zu tun. Denken Sie den Gedanken zu Ende, stellen Sie sich vor, Sie setzen ihn auf eine Wolke und lassen ihn weiterziehen.*

Im Anschluss werden Sie die Beschreibung einiger gängiger Techniken finden. Mein persönlicher Favorit ist Autogenes Training. Doch je nach Bedarf schiebe ich auch Yoga- oder Feldenkrais-Lektionen ein oder übe progressive Muskelentspannung. Ergänzend habe ich ein Repertoire an »Entspannungs-Quickies«, die ich in meinen Arbeitsalltag einbaue. Beispiele dazu finden Sie ab Seite 76.

Einsteiger sollten einen Kurs belegen oder Einzelstunden buchen. So können Unsicher-heiten mit einem ausgebildeten Kursleiter geklärt und falsche Bewegungen von Anfang an vermieden werden. Anbieter sind Krankenkassen, Volkshochschulen, Sportvereine, Fitness-Studios, Yoga-Schulen, etc.

Übung macht den Meister

Als Einstieg schlage ich ein Bonuspunkte-Stufen-System vor. Das Ziel ist so oft wie möglich zu üben – am besten täglich.

Lassen Sie es dennoch ruhig angehen. Setzen Sie sich nicht unnötig unter Druck, indem Sie gleich von Anfang an 20 Minuten oder länger meditieren oder üben wollen. Beginnen Sie mit Mini-Einheiten und steigern Sie sich.

Nehmen Sie sich zunächst vor, an einem Tag pro Woche zu üben. Bestimmen Sie dafür möglichst einen festen Tag und eine feste Uhrzeit. Über Rituale lernt Ihr Körper recht schnell, dass »es« nun wieder soweit ist. Schon nach wenigen Wochen werden diese Minuten feste Bestandteile Ihres Lebens sein. Idealerweise betten Sie diese neue Achtsamkeitszeit zwischen zwei Gewohnheiten ein, z. B. nach dem Spaziergang mit dem Hund und vor dem Frühstück, nach dem Aufstehen und vor dem Duschen, nach dem Zähneputzen und vor dem Schlafengehen, o. ä.

Wiederholen Sie das mehrere Wochen lang. Wenn Sie schon Vorerfahrung haben, beginnen Sie mit zwei- oder dreimal pro Woche. Bleiben Sie bei Ihrer Planung realistisch. Weniger und regelmäßig ist hier mehr!

Wenn Ihnen Ihr erstes Etappenziel »in Fleisch und Blut« übergegangen ist – das merken Sie daran, dass Sie an diesem Tag nicht mehr darüber nachdenken müssen, ob Sie es tun, sondern es einfach tun! – dann steigern Sie sich und üben an zwei bis drei Tagen pro Woche. Finden Sie das für Sie passende Maß.

Beim Entspannen gilt das Gleiche wie bei den meisten Dingen, die man neu lernt: Je regelmäßiger Sie üben, umso bessere Fortschritte werden Sie machen und umso intensiver werden Sie die Wirkung spüren. Bei manchen Methoden, z. B. beim Autogenen Training und bei der progressiven Muskelrelaxation verkürzen sich die Übungszeiten, je fortgeschrittener Sie werden. Sie sind dann in der Lage, innerhalb weniger Minuten abzuschalten und zu entspannen, Energie zu tanken und danach wieder frisch und gestärkt Ihren Aufgaben nachgehen zu können.

Punktesystem:

z. B. 1.–4. Woche:
1-mal =
2 Bonuspunkte
pro Woche

z. B. 5.–8. Woche:
2-mal =
3 Bonuspunkte
pro Woche

ab 9. Woche:
3–4-mal =
4 Bonuspunkte
pro Woche

täglich =
5 Bonuspunkte
pro Woche

Autogenes Training

Autogenes Training ist eine Form der konzentrativen Selbstentspannung. In der Grundstufe lernt man, sich auf verschiedene Körperregionen zu fokussieren und das vegetative Nervensystem aktiv zu beeinflussen: die Schwereübung dient der Muskelentspannung, die Wärmeübung der Entspannung der Blutgefäße, hinzu kommt die Beobachtung von Atmung und Pulsschlag. In der Oberstufe verstärkt man den meditativen Zustand durch Formeln, Farben und innere Bilder.

Autogenes Training wird empfohlen bei Schlafstörungen, Muskelverspannungen, Schmerzen, Asthma, Nervosität und Migräne. Regelmäßiges Üben stärkt die allgemeine körperliche und geistige Leistungsfähigkeit.

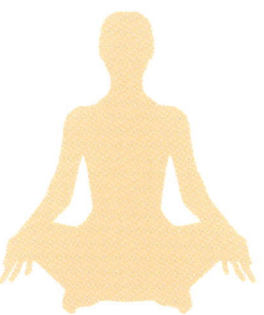

Bodyscan

Der Bodyscan ist eine Achtsamkeitsübung. Durch geschulte Achtsamkeit werden Sie wieder empfänglicher für das Hier und Jetzt und lernen sich selbst und Ihre Bedürfnisse wieder klarer wahrzunehmen. Die Aufgabe besteht darin, mit Ihrer Aufmerksamkeit durch den Körper zu wandern. Der Bodyscan kann auch als Vorübung zur Meditation geübt werden, wenn Sie gedanklich sehr beschäftigt sind oder eine große innere Unruhe spüren.

Unterschiedliche Studien belegen, dass Achtsamkeit die emotionale Belastbarkeit steigert und die Fähigkeit, mit Rückschlägen des Lebens einen konstruktiven Umgang zu finden, verbessert.

Feldenkrais

Der Physiker Moshe Feldenkrais entwickelte diese Methode. Der Kern der Technik ist »Bewusstheit durch Bewegung«. Bewegungsmuster werden auf ihre Funktionalität hin untersucht und eingeschliffene, krankmachende Bewegungsmuster werden durch neue ersetzt. Durch kleinste, bewusst ausgeführte Bewegungen wird die Selbstachtsamkeit gestärkt, werden Blockaden und Spannungen gelöst und es entsteht mehr Leichtigkeit in der Bewegung. Bei Einzelstunden werden Sie i. d. R. durch den Feldenkrais-Therapeuten behandelt, d. h. Sie nehmen eine passive Rolle ein. Bei Gruppenstunden üben Sie aktiv neue Bewegungsabläufe. Feldenkrais wird u. a. bei Stress, Nacken- und Rückenschmerzen und MS empfohlen.

Meditation – der Weg zu Ihrem Selbst

Es gibt unzählige, meist fernöstlich inspirierte Meditationsformen. Achtsamkeits- und Konzentrationsübungen beruhigen den Geist und bewirken eine Veränderung der Körperreaktionen. Hier eine kleine Auswahl an Methoden:

- **Zen-Meditation:** praktiziert man sitzend oder gehend. Zen bedeutet »Sammlung des Geistes« und führt den Übenden in eine innere Stille. Nebeneffekte: Stärkung der Konzentration, Verbesserung der Schlafqualität.

- **Tanz-Meditation:** schwereloses, gedankenloses Tanzen. Es geht darum, seinen Körper bewusst wahrzunehmen und den Geist frei werden zu lassen. Nebeneffekte: Mobilisierung der Gelenke, Lockerung des Bindegewebes, Freimachung des Geistes.

- **Kundalini:** eine Vier-Phasen-Meditation über einen Zeitraum von einer Stunde. Die ersten drei Phasen (Schütteln, Tanzen, Wahrnehmen) werden von Musik begleitet, die vierte Phase ist bewegungslose Stille.

- **Vipassana-Meditation:** bedeutet »die Dinge sehen, wie sie wirklich sind«. Über die Atmung wird die Achtsamkeit auf körperliche Empfindungen gerichtet, die ihrerseits den Geist beeinflussen und umgekehrt. Nebeneffekt: Stärkung der Konzentration.

Qigong

Mit Qigong wird die Lebensenergie mittels Atmung, Bewegung und Vorstellungskraft angeregt und das Gleichgewicht der geistigen, körperlichen und mentalen Kräfte wird (wieder-)hergestellt. Die Körper-, Atem- und Meditationsübungen lösen energetische Blockaden und wirken harmonisierend.

Qigong wird u. a. bei Rheuma, Bluthochdruck, Asthma und Tinnitus empfohlen.

Progressive Muskelrelaxation nach Edmund Jacobson

Diese Entspannungstechnik wurde von einem Armeearzt entwickelt, der den Zusammenhang zwischen seelischer und körperlicher Anspannung erkannte. Durch bewusste Anspannung entsteht Entspannung – klingt paradox, ist aber äußerst wirkungsvoll. Nacheinander werden unterschiedliche Muskelgruppen für einige Sekunden angespannt und dann wieder gelockert. Man erreicht so gleichermaßen einen Entspannungszustand für Körper und Geist.

Leserbonus

Sie haben die Möglichkeit, die Kurzfassung als Gratis-Download von meiner Homepage herunterzuladen:
www.gesunde-mitarbeiter.com – Downloads

PMR wird vor allem empfohlen bei Schlafstörungen, Depressionen, Migräne und innerer Unruhe.

T'ai Chi Ch'uan

Die langsamen, fließenden Bewegungen erfordern Körperbeherrschung und einen guten Gleichgewichtssinn. Die Übungen führen zu einem Ausgleich von Körper und Geist. Psychische Spannungen werden gelöst und es entstehen Gelassenheit und innere Ruhe. Auf körperliche Ebene ist das Üben der ruhigen Bewegungen gut geeignet, um Verspannungen und Blockaden zu lösen, Muskeln und Knochen zu kräftigen und den Kreislauf zu stärken.

Yoga

Es gibt zahlreiche Formen von Yoga: Hatha-, Kundalini-, Iyengar-, Jivamukti- und Power-Yoga sind die häufigsten Angebote. Yoga ist eine Art »Alles-Könner« – es fördert die Konzentration, beruhigt das Denken, bringt Energie zum Fließen, wirkt entspannend und kräftigend, fördert Ausdauer und Beweglichkeit. Regelmäßiges Üben beeinflusst die eigene Persönlichkeit positiv und fördert das geistige Wachstum. Lassen Sie sich beraten und nehmen Sie an Schnupperstunden teil, um zu erleben, welche Form für Sie geeignet ist.

»Entspannungs-Quickies« – die Kunst der kleinen Auszeit

Die nachfolgenden Übungen sind kleine Alternativen zu den zeitintensiveren Entspannungstechniken, die Sie bereits kennengelernt haben. Wenn Yoga und Autogenes Training das große 1 x 1 sind, dann sind die Entspannungs-Quickies das kleine 1 x 1 auf dem Weg hin zu mehr Gelassenheit und Ausgeglichenheit.

Wenn wir unter Stress sind, verhalten wir uns wie Kaninchen, die in eine Falle geraten sind: Schockstarre und das Gefühl, die Kontrolle verloren zu haben – ein natürlicher Reflex. Es gibt einen Ausweg! Entscheiden Sie sich, aktiv zu werden, übernehmen Sie erneut die Führung und packen Sie den »Stress-Teufel« mit Hilfe einer Kurz-Entspannung beim Kragen.

Übung macht den Meister

Wiederholen Sie die einzelnen Übungen – zunächst unabhängig von Stresssituationen – so oft wie möglich. In ruhiger Atmosphäre lernt Ihr Körper am schnellsten. Suchen Sie sich einen ungestörten Platz: Üben Sie zu Hause, schließen Sie die Bürotür für wenige Minuten von innen ab, setzen Sie sich mittags auf eine Parkbank, vielleicht gibt es in Ihrer Firma einen Ruheraum, usw. Wenn Sie regelmäßig üben und die Kurzentspannung schließlich beherrschen, können Sie diese gezielt in Stresssituationen einsetzen.

Und so können Sie punkten: jeweils 1 Bonuspunkt für:

Atemübung

Ausgangsposition: sitzend oder stehend mit hüftbreit geöffneten Beinen. Richten Sie den Oberkörper gerade auf, atmen Sie einige Male tief ein und aus. Spüren Sie, wie sich Ruhe in Ihnen ausbreitet. Schließen Sie jetzt die Augen oder senken Sie den Blick auf den Boden vor Ihnen.

Konzentrieren Sie sich auf Ihren Atem. Verlängern Sie die Ausatmung, pausieren Sie nach dem Ausatmen drei bis fünf Sekunden. Atmen Sie ein und wieder aus, machen eine Atempause, usw. Sie können die Atmung auch gedanklich mit Worten oder Silben begleiten, z. B. »Ein – Aus« oder »Ru – he«.

Wiederholungen: 3-mal wöchentlich jeweils 2-mal täglich mindestens 10 Atemzüge

Poweratmung

Diese Übung wirkt blutdrucksenkend und konzentrationsfördernd. Ausgangsposition: sitzend oder stehend. Ballen Sie Ihre dominante Hand, meist rechts, zu einer Faust und strecken Daumen und kleinen Finger aus.

Diese beiden Finger legen Sie nun locker auf das rechte und linke Nasenloch.

Verschließen Sie mit leichtem Druck Ihres Daumens das rechte Nasenloch und atmen mit geschlossenem Mund durch das linke Nasenloch tief ein. Halten Sie den Atem für einige Sekunden an. Lösen Sie den Daumen, verschließen mit dem kleinen Finger das linke Nasenloch und atmen mit geschlossenem Mund durch das rechte Nasenloch aus. Halten Sie wiederum für einige Sekunden den Atem an. Atmen Sie durch das rechte Nasenloch ein, halten den Atem und wechseln zum Daumen, usw.

Führen Sie diese Übung mindestens drei Minuten aus – im Laufe der Zeit können Sie sich auf zehn Minuten steigern.

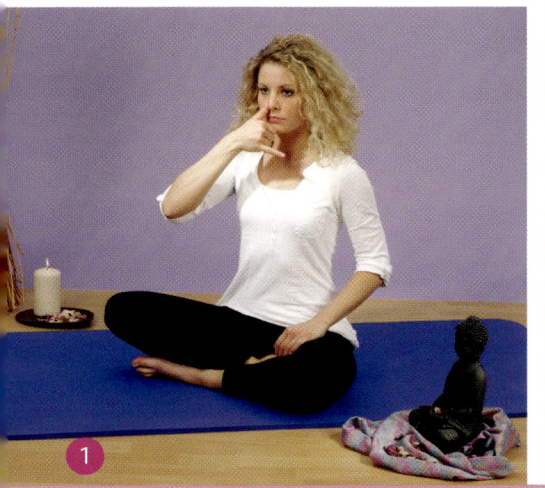
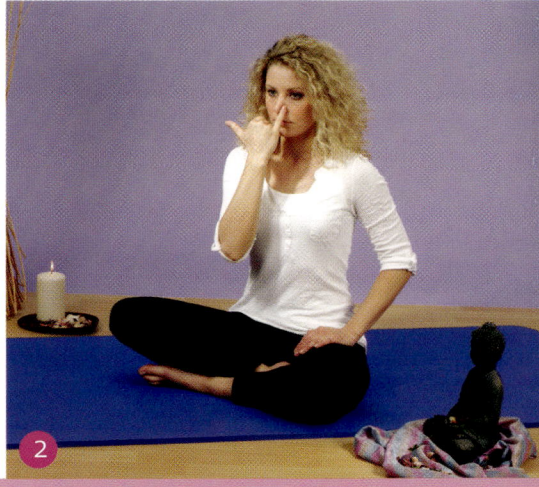

Wiederholungen: 3-mal wöchentlich bis zu 10 Minuten

Die Löwenübung

Eine wirksame Übung zum Aggressionsabbau und zur Gedankenklärung. Ausgangsposition: stehend mit gegrätschten, leicht gebeugten Beinen. Der Oberkörper ist nach vorne gebeugt, die Hände stützen sich auf den Oberschenkeln, der Kopf hängt locker. Alternativ sitzen Sie auf der vorderen Stuhlkante, die Unterarme sind auf den Knien abgelegt, Kopf und Oberkörper leicht nach vorne gebeugt.

Atmen Sie tief ein. Ausatmend legen Sie den Kopf in den Nacken, öffnen Augen und Mund weit, strecken die Zunge heraus und geben einen »ausspuckenden« Ton (z. B. »Bäh«) von sich – keine Sorge, Sie werden ja nicht beobachtet! Einatmend kommen Sie in die Ausgangsposition und atmen ruhig weiter und wiederholen diese Reihe insgesamt fünfmal. Dann setzten Sie sich mit geschlossenen Augen und spüren nach. Wie fühlt sich Ihr Körper an? Was hat sich verändert?

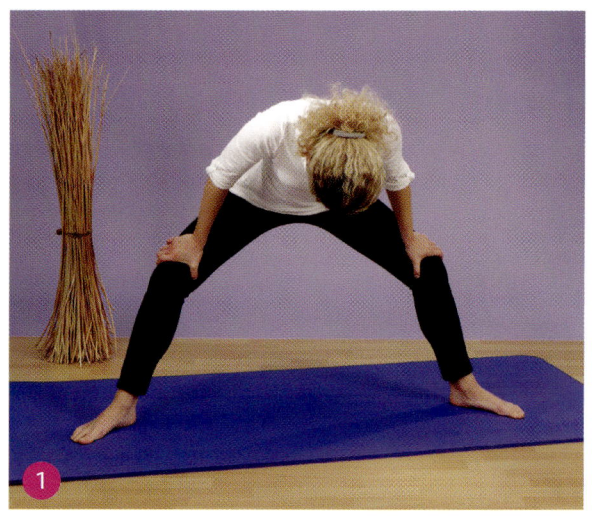

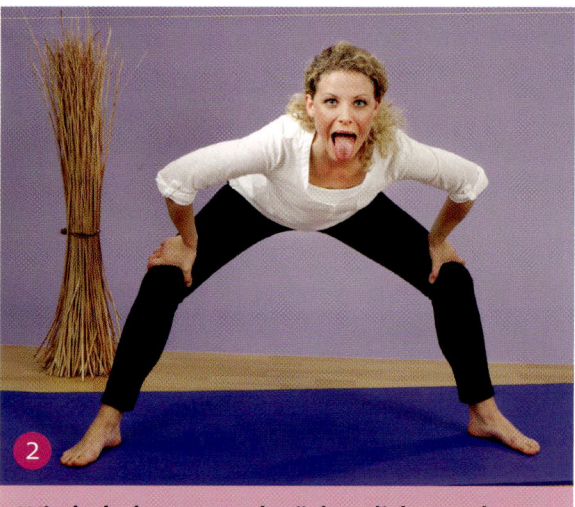

Wiederholung: 3-mal wöchentlich 5-mal

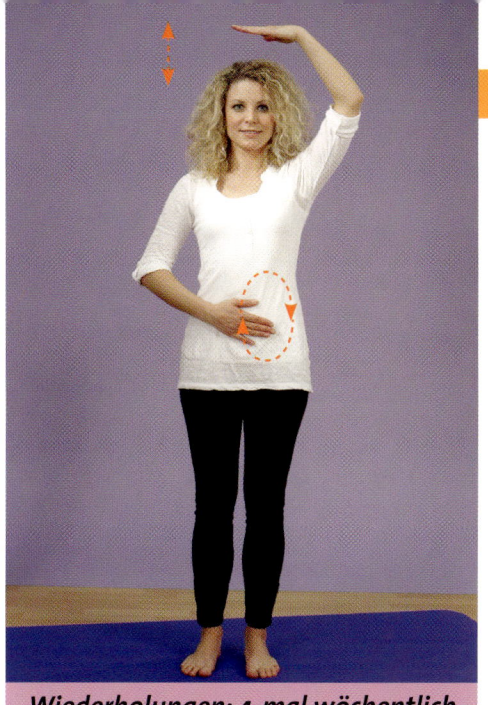

Wiederholungen: 4-mal wöchentlich je 1 Minute

Zentrierungsübung

Mit dieser Übung sammeln Sie Ihre Konzentration und schöpfen Kreativität.

Ausgangsposition:
stehend mit locker gebeugten Knien.
Mit einer Hand reiben Sie Ihren Bauch im Uhrzeigersinn. Gleichzeitig klopfen Sie leicht mit der anderen Hand auf den Kopf. Seitenwechsel. Zusätzlich können Sie abwechselnd ein Bein heben und senken – oder Sie schließen die Augen, während Sie die Bewegungen machen.

Achtsamkeitspausen

Fühlen Sie sich wohl? Gute Frage, nicht wahr? In der Hektik des Alltags nehmen wir häufig unsere eigenen Bedürfnisse, z. B. nach Ruhe, Bewegung oder Durst, nicht mehr richtig wahr. Wir überschreiten unsere natürlichen »Grenzen« zugunsten der Befriedigung der Bedürfnisse von Arbeitgebern, Kollegen, Familienmitgliedern, usw. Verhalten wir uns so über einen längeren Zeitraum, können daraus Krankheiten wie Migräne, Magengeschwüre, Rückenschmerzen, etc. entstehen. Halten Sie mehrmals täglich inne, **vor allem** im stressigen Alltag, und fragen Sie sich:»Wie fühle ich mich gerade?« und »Gibt es etwas, das ich für mich tun kann, damit es mir jetzt in diesem Moment besser geht und ich zufriedener bin?«. Bereits die Beschäftigung mit diesen Fragen erhöht Ihre Achtsamkeit. Antworten Sie spontan und akzeptieren Sie die Antworten so, wie Sie Ihnen in den Sinn gekommen sind. Lernen Sie, Ihre eigenen Bedürfnisse und Empfindungen wieder wahrzunehmen. Wenn Sie eine Antwort darauf haben, was Ihnen in diesem Moment guttun könnte – **TUN SIE ES**! Manchmal sind es Kleinigkeiten: sich ausgiebig dehnen, ein Glas Wasser trinken oder ein paar tiefe Atemzüge am geöffneten Fenster.

Wiederholungen: mehrmals täglich

Minutenurlaub

Wenn's mal wieder ganz besonders hektisch ist, kann es sein, dass wir in der Stress-Spirale immer weiter nach unten rutschen und schließlich nicht mehr aussteigen können. Unterbrechen Sie diesen Prozess frühzeitig, indem Sie bewusst aus der Situation herausgehen – gerne auch indem Sie tatsächlich einen Schritt zur Seite machen. Schließen Sie die Augen und holen sich gedanklich ein positives Gefühl herbei. Denken Sie an eine angenehme oder lustige Situation, ein schönes Erlebnis, einen vertrauten Ort, einen lieben Menschen oder Ihren letzten Urlaub – und versuchen Sie sich mit allen Sinnen wieder in diese Situation hinein zu versetzen. Was hören oder riechen Sie? Wie fühlt es sich an? Wer ist bei Ihnen? Gibt es einen besonderen Geschmack oder ein Gefühl? Sollte es Ihnen schwer fallen, nehmen Sie ein passendes Foto zur Hand und betrachten es einige Zeit. Dann schließen Sie die Augen und spüren den Gefühlen nach, die kommen.

Diese gedankliche Reise setzt Glückshormone frei, denn unser Unterbewusstsein kennt keinen Unterschied zwischen Realität und Phantasie. Dementsprechend steigen binnen weniger Minuten die Glücksgefühle auf und schon spüren Sie die Entspannung.

Wiederholungen: 3-mal wöchentlich

Entstressen mit Musik

Wenn Sie das Gefühl haben, dass alles über Ihnen zusammenbricht, Sie den Überblick verloren haben oder Sie nicht mehr Herr der Lage sind, nehmen Sie sich für einige Minuten eine Auszeit! Schließen Sie Ihre Bürotür oder gehen Sie an die frische Luft, setzen Sie sich in den Besprechungsraum oder auf die Toilette und hören Sie »Ihre« Musik. Ob Klassik, Instrumentalstücke, Meeresrauschen, Walgesänge, Rock oder Pop – wichtig ist, dass Sie diese Musik lieben, dass Sie damit schöne Erinnerungen verbinden und sie gute Laune macht! Beim Hören Ihrer Lieblingsmusik weiten sich die Blutgefäße um 26% – ein Blutdrucksenker, ganz ohne Nebenwirkungen!

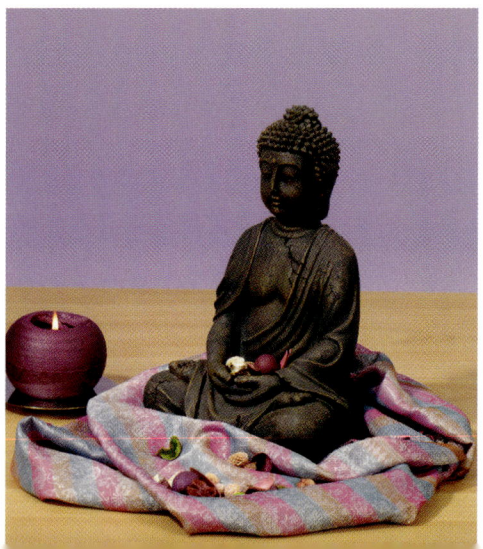

Augenübung I

Ausgangsposition:
Fersensitz oder auf dem Stuhl. Der rechte Arm ist auf Schulterhöhe nach vorne ausgestreckt, die Hand zur Faust geballt und der Daumen zeigt nach oben. Der Blick ist auf den Daumen gerichtet.

Einatmend führen Sie den ausgestreckten Arm so weit wie möglich nach rechts hinten und folgen mit dem Blick dieser Bewegung. Kopf und Oberkörper dürfen mitdrehen, der Po bleibt jedoch fest auf den Fersen bzw. auf dem Stuhl. Bleiben Sie neun Atemzüge in dieser gedrehten Position und kommen langsam zurück zur Mitte. Armwechsel und Drehung nach links.

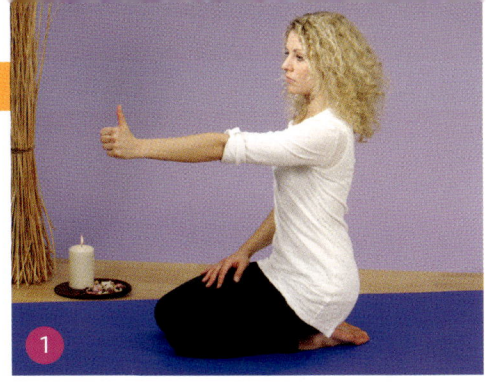

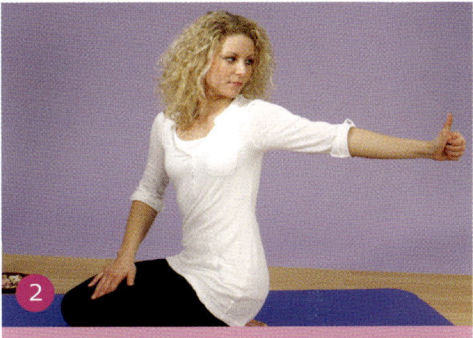

Wiederholungen: 3-mal wöchentlich – 5-mal pro Seite

Augenübung II

Ausgangsposition:
Sie sitzen im Fersensitz oder auf dem Stuhl. Die Arme sind leicht angewinkelt und versetzt vor dem Körper. Die beiden Zeigefinger deuten nach oben.

Richten Sie nun Ihren Blick auf den vorderen, Ihnen näheren Zeigefinger, bis Sie ihn doppelt sehen. Dann konzentrieren Sie sich auf den hinteren Zeigefinger, bis Sie auch diesen doppelt sehen. Wechseln Sie einige Male hin und her. Schließen Sie die Augen und entspannen Sie sich.

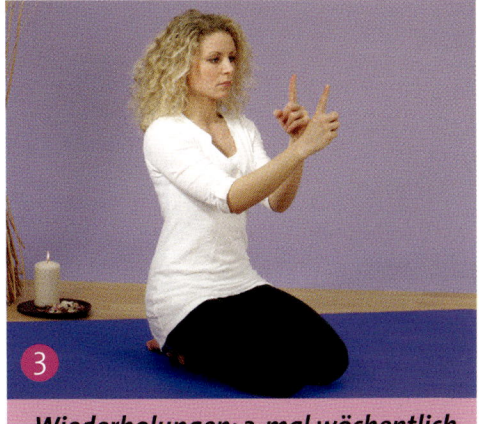

Wiederholungen: 3-mal wöchentlich – 8-mal wechseln

Augenübung III

Für diese Übung brauchen Sie ca. 20 Minuten Zeit. Legen Sie sich mit ausgestreckten Beinen auf den Boden oder nehmen Sie eine bequeme Sitzhaltung ein. Schließen Sie unbedingt die Augen.

Spüren Sie, wie die Augäpfel in ihren Höhlen liegen. Stellen Sie sich vor Ihrem geistigen Auge das Ziffernblatt einer Uhr vor. Oben ist die 12, unten die 6, rechts die 3 und links die 9. Die Uhr muss nicht groß sein.

Bewegen Sie die geschlossenen Augen von der 12 zur 1 und wieder zurück. Dann von der 12 zur 2 und zurück zur 12. Dann von der 12 zur 3 und wieder zurück, usw. bis zur 6. Kurze Pause. Diese Übung ist sehr ungewohnt und kann daher als anstrengend empfunden werden. Nun wandern Ihre geschlossenen Augen von der 3 zur 4 und wieder zurück, dann zur 5, usw. bis zur 9. Pause. Dann wandern Sie von der 6 zur 7 und zurück, zur 8 und zurück, usw. bis zur 12. Pause. Nun kreist Ihr Blick mit geschlossenen Augen betont langsam von der 12 über die 1, 2, 3 bis zur 12; dabei machen Sie bei jeder »Stunde« eine kurze Pause. Wenn Sie das Zifferblatt einmal umrundet haben, wechseln Sie die Richtung. Bevor Sie die Augen wieder öffnen, spüren Sie nach.

Wiederholungen: 1-mal pro Woche

Yoga-Mudra

Diese Übung ist energetisierend und ausgleichend. Sie fördert Ihre Konzentrations- und Gedächtnisleistung.

Ausgangsposition:
Fersensitz. Verschränken Sie die Hände hinter dem Rücken, die Handballen sollten sich möglichst berühren.

Atmen Sie tief ein und heben Sie das Brustbein und den Kopf nach vorne oben. Ausatmend neigen Sie den geraden Oberkörper nach vorne, bis die Stirn den Boden berührt. Gleichzeitig führen Sie die Arme nach oben in Richtung Zimmerdecke. Versuchen Sie trotz der ungewohnten Haltung, die Arm-

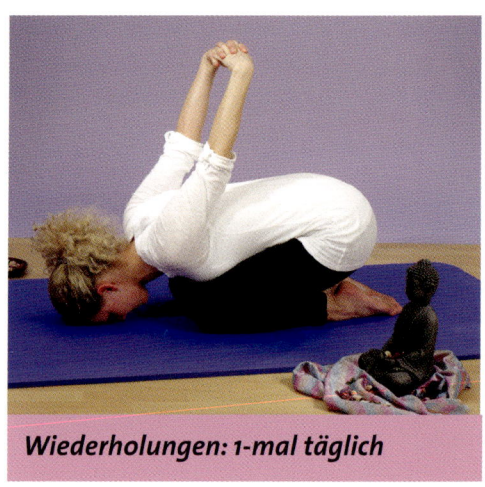

Wiederholungen: 1-mal täglich

muskeln locker zu lassen und die Schultern Richtung Boden sinken zu lassen. Atmen Sie neunmal ein und aus. Einatmend senken Sie die Arme und richten sich mit rundem Rücken wieder auf. Entspannen Sie bewusst die Arme, bevor Sie die Finger lösen. Bleiben Sie zwei Atemzüge auf den Fersen sitzen. Stehen Sie mit geschlossenen Augen auf und spüren Sie nach, wie sich Ihr Körper anfühlt.

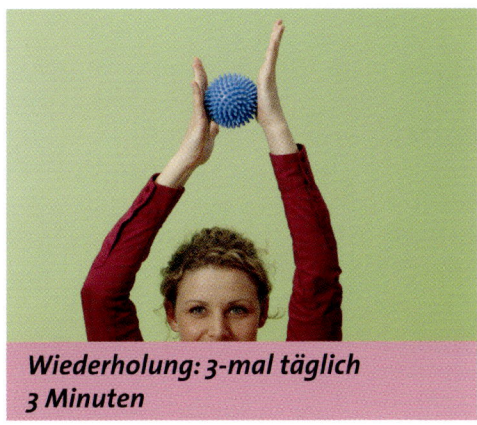

Wiederholung: 3-mal täglich
3 Minuten

Handreflexzonen-Massage

Nehmen Sie je einen kleinen Igel- oder Tennisball in die Hände und drücken Sie diesen mit aller Kraft zusammen. Halten Sie diese Anspannung einige Sekunden und lassen Sie wieder locker.

jeweils 1 Bonuspunkt
Entspannung für:

Variante: Legen Sie den Igelball zwischen beide Handflächen. Rollen Sie ihn nach oben und nach unten, lassen Sie ihn in den Handflächen kreisen. So massieren Sie Ihre Handreflexzonen.

Kopfmassage

Massieren Sie Kopf und Gesicht – ziehen Sie sich an den Ohren, streichen Sie mit Ihren Daumen von der Gesichtsmitte nach außen, kneten Sie Ihre Augenbrauen mit Daumen und Zeigefinger von innen nach außen, streifen Sie sich mit Ihren Fingern durchs Haar und ziehen Sie an Ihren Haaren – so wecken Sie neue Energien!

Wiederholungen: 3-mal pro Woche
3–5 Minuten

Stressprävention – kleine Veränderungen, große Wirkung

Der eigene Lebensstil beeinflusst maßgeblich unsere Gesundheit und unser Wohlbefinden. Ihre Energie und Lebensfreude zurückzugewinnen oder zu erhalten bedeutet jedoch mehr als regelmäßiges Joggen. Neben regelmäßiger Bewegung, Entspannungsübungen und gesunder Ernährung sollten Sie auch andere Aspekte Ihres Lebens in regelmäßigen Abständen auf den Prüfstand stellen: Wann haben Sie das letzte Mal etwas mit Ihrer Familie unternommen? Nehmen Sie sich regelmäßig Zeit für Verabredungen mit Freunden? Wie viel Raum lässt Ihr Alltag Ihnen für Ihre Hobbys und alles, was Ihnen Spaß macht und Genuss bereitet? Was kommt zu kurz? Wo vergeuden Sie wertvolle Lebenszeit?

Schulen Sie Ihre Achtsamkeit für diese Dinge und bringen Sie mehr Leichtigkeit in Ihren Alltag. Lassen Sie sich durch die folgenden Beispiele dazu anregen, mehr Intensität in Ihr Leben zu bringen. Und genießen Sie jede Minute Ihrer Lebenszeit. Alle Übungen verschaffen Ihnen kleine Auszeiten, in denen Sie nichts »müssen«, sondern ausschließlich »dürfen«!

jeweils 3 Bonuspunkte für:

Zeit mit sich selbst

Das hört sich wunderbar an, nicht wahr? Häufig hetzt man von einem Termin zum nächsten, und wenn man abends von der Arbeit nach Hause kommt, warten dort Partner oder Kinder und fordern Ihre Aufmerksamkeit ein. Statt diese gemeinsame Zeit zu genießen, fühlt man sich überfordert und reagiert manchmal etwas barsch.

Führen Sie ein neues Ritual ein. Nehmen Sie sich – möglichst täglich – mindestens 15 Minuten Auszeit. Wenn Sie in einer Beziehung leben, besprechen Sie diese neuen Ich-Zeiten vorab. Ihr Partner soll wissen, dass Sie abschalten und Kraft schöpfen wollen, um danach mit voller Aufmerksamkeit bei ihm und Ihrer Familie sein zu können. Besprechen Sie das gegebenenfalls auch mit Ihren Kindern und ermöglichen Sie sich als Eltern gegenseitig diese Auszeiten. Wenn Sie alleine leben, gönnen Sie sich ebenfalls diese Ich-Zeiten, bevor Sie beispielsweise Ihren

Haushalt erledigen oder anderen Verpflichtungen nachkommen.

In dieser neu geschaffenen Frei-Zeit können Sie alles tun, was Ihnen gut tut. Schreiben Sie eine Liste mit mindestens 40 angenehmen aktiven oder passiven Tätigkeiten, die Ihnen Kraft geben und woran Sie Spaß haben – oder früher Spaß hatten. Machen Sie es sich zur Gewohnheit, sich schon morgens eine dieser Tätigkeiten auszuwählen, die Sie an diesem Abend genießen wollen – hören oder spielen Sie Musik, lesen Sie ein gutes Buch oder genießen Sie ein Vollbad oder eine Massage. Machen Sie eine Entspannungsübung oder einen Spaziergang. Lernen Sie jonglieren oder stricken. Vielleicht haben Sie Zeit für einen Saunabesuch oder das Ausprobieren einer neuen Sportart. Alles ist erlaubt.

Mindestens 3-mal pro Woche
15 Minuten

Social Life – Zeit mit anderen

Ihr Terminkalender ist voll. Übervoll. Vermutlich sind die Termine überwiegend geschäftlicher Natur, vielleicht finden sich dort auch gesellschaftliche Verpflichtungen, Arzt- und Friseurtermine. Und schon ist der Kalender voll und man hat das Gefühl, kein Privatleben zu haben, seine Freunde und die Familie zu vernachlässigen, selbst unterzugehen. Ändern Sie das. Planen Sie bereits einen Monat im Voraus und tragen Sie stunden- oder tageweise private Blocktermine ein. Diese Zeiten sind dann Ihrer Partnerin/Ihrem Partner, Ihrer Familie oder Ihren Freunden vorbehalten. Verbringen Sie mindestens einmal pro Woche Zeit mit Menschen, die Ihnen nahe stehen. Egal, ob Sie gemeinsam ins Kino oder Theater gehen oder auch »nur« einen schönen gemeinsamen Abendspaziergang machen – es gibt viele Möglichkeiten.

4 x pro Monat

Fernsehmeter

223. Das ist die Anzahl der Minuten, so fand die Marktforschungsfirma Media Control heraus, die der deutsche Bürger 2010 durchschnittlich vor dem Fernseher verbracht hat. Täglich! Hinzu kommen ca. 14 Wochenstunden im Internet.

Manchmal ist es schwierig, die Kontrolle zu behalten. Achtlos schaltet man den Fernseher ein und sieht wahllos irgendwelche Shows, Sitcoms oder Filme. Schließlich geht man ins Bett und registriert ärgerlich, wie viel Zeit man »verschwendet« hat. Kennen Sie das? Da hilft der Fernsehmeter.

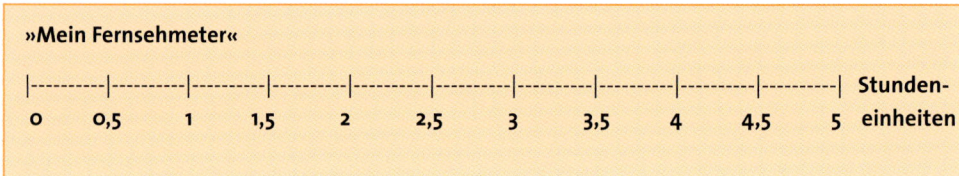

»Mein Fernsehmeter«

|----------|----------|----------|----------|----------|----------|----------|----------|----------|----------| Stunden-
| 0 | 0,5 | 1 | 1,5 | 2 | 2,5 | 3 | 3,5 | 4 | 4,5 | 5 | einheiten

Setzen Sie sich ein zeitliches Limit für Ihren wöchentlichen Fernsehkonsum und bauen Ihren eigenen »Fernsehmeter«. Beschriften Sie ein Stück Pappe (10 x 30 cm) mit einer Zeitlinie, beispielsweise im 15- oder 30-Minuten-Takt von 0 bis 5 Stunden. Zusätzlich brauchen Sie nur noch eine handelsübliche Büroklammer. Nach jedem Fernsehkonsum verschieben Sie die Büroklammer um die entsprechenden Zeiteinheiten nach rechts. Sie werden erstaunt sein, wie schnell fünf Stunden verstrichen sind! Sind Sie am Ende Ihres persönlichen Limits angelangt, bleibt der Fernsehapparat – idealerweise – für den Rest der Woche aus!

Dieses Prinzip können Sie selbstverständlich auch für die Nutzung des Internets, den Chatroom oder Telefonate verwenden – je nachdem, wo Sie Ihre persönlichen Zeiträuber vermuten.

Genießen Sie die neu gewonnene Zeit mit Ihrer Familie, machen Sie Sport, treffen Sie Freunde, lesen Sie ein Buch oder hören Mu-sik! Noch besser: Gehen Sie noch mal die Fitness- und Wohlfühltipps durch und probieren etwas Neues aus!

Wöchentlich maximal ... Stunden

Offline – technische Auszeit

Immer einsatzbereit, immer erreichbar, immer auf dem neuesten Stand – ständig online zu sein setzt uns unter Stress, wie Hirnforscher festgestellt haben. Nehmen Sie sich deshalb bewusste Auszeiten, in denen Sie auf jegliche elektronische Medien verzichten. Kein Handy, kein Laptop, kein Fernseher, ... das kann anfangs sogar noch mehr stressen, da Sie es nicht gewohnt sind und das Gefühl haben etwas zu verpassen. Trainieren Sie diese Offline-Zeiten und genießen Sie den Effekt!

4 x einen Abend/Monat oder 1 Tag/Wochenende

Glückserlebnis Singen und Musizieren

Singen ist eine Wunderwaffe gegen Stress! Singen wirkt regulierend und harmonisierend, weckt Emotionen in uns, macht Spaß und glücklich – unabhängig davon, ob Sie die Töne richtig treffen! Und wenn Sie keine Zeit für Chorproben finden, trällern Sie Ihre Lieder unter der Dusche oder beim Autofahren. Hauptsache, es bereitet Ihnen Freude.

Beim Singen werden Glückshormone ausgeschüttet, die sich auf unser seelisches und körperliches Wohlbefinden auswirken. Zu den positiven Nebenwirkungen zählen eine Vertiefung der Atmung und Verbesserung der Sauerstoffzufuhr, eine erhöhte Leistungsfähigkeit des Herz-Kreislaufsystems und ein gestärktes Immunsystem.

pro 15–30 Minuten

Künstlerisches und kreatives Gestalten

Malen, Töpfern, Speckstein gestalten, Weben, Zeichnen, Schnitzen, Filzen, Nähen, Schreinern, Modellbau – kreatives Gestalten in Form und Farbe ist sehr vielschichtig. Neben den fertigen Produkten darf man sich über einen hohen Ablenkungswert und eine Steigerung des Selbstwertgefühls freuen. Das konzentrierte Arbeiten kann durchaus als eine Form der Meditation gelten.

Wenn Sie sich selbst für unkreativ halten, greifen Sie zu Mandalas. Das sind Vorlagen, die man mit farbigen Stiften ausmalt. Vorlagen gibt's im Internet oder im Buchhandel. Legen Sie sich dazu schöne Musik auf, kaufen Sie schöne Buntstifte, die gut in der Hand liegen, und los geht's!

pro Aktivität

jeweils 2 Bonuspunkte für:

Routinen durchbrechen

Sie kennen das sicher auch – jeder hat seinen festen Platz am Esstisch, vor dem Fernseher, im Garten oder im Bett. Im Job geht's weiter: Man hat einen festen Platz im Besprechungsraum und wird mürrisch, wenn der »eigene« Platz in der Kantine besetzt ist. Auch viele Tätigkeiten führt man immer und immer wieder in der gleichen Art und Weise aus: Türen öffnen, in welcher Reihenfolge wir den Abwasch erledigen oder die

Zeitung lesen, usw. Das gibt uns Sicherheit. Und doch lohnt es sich, diese Routinen zu durchbrechen.

Tauschen Sie ab und zu die Plätze. Durch den Perspektivenwechsel erweitert sich Ihr Horizont. Oder wechseln Sie die Hand: Putzen Sie als Rechtshänder mit der linken Hand die Zähne, führen so das Glas zum Mund und versuchen etwas zu schreiben. Verändern Sie gewohnte Abläufe, kaufen Sie in anderen Geschäften ein oder räumen das Geschirr anders in den Schrank. Solche Gewohnheitsbrecher stärken Ihre Willenskraft. Nach einer Weile können Sie größere Veränderungen in Ihrem Leben vornehmen, sei es regelmäßig Sport zu treiben oder die Ernährung umstellen.

Wiederholungen: 3 »neue Perspektiven« pro Woche oder 5 Tätigkeiten pro Tag

Power-Nap

Studien belegen, dass ein 20-minütiger Mittagsschlaf ebenso effektiv ist wie ein 90-minütiger Nachtschlaf. Nehmen Sie die Kutscher-Position ein: Sitzen Sie an der Vorderkante eines Stuhls, beide Füße stehen auf dem Boden, die Beine sind etwas weiter geöffnet. Neigen Sie den Oberkörper nach vorne und stützen die Unterarme auf den Oberschenkeln ab. Der Kopf hängt locker.

Damit Sie nicht zu lange schlafen und Ihr Kreislaufsystem auf Schlafmodus fährt, nehmen Sie einen Schlüsselbund in die Hand. Kurz bevor Sie in die Tiefschlafphase gleiten, entspannt Ihre Muskulatur und der Schlüssel fällt zu Boden. Das Geräusch weckt Sie, recken und strecken Sie sich, ballen Sie Ihre Hände zu Fäusten und machen Sie sich frisch und erholt an Ihre Aufgaben.

pro Mittagsschlaf

jeweils 1 Bonuspunkt für:

Lachen

Verordnen Sie sich täglich mehrere kleine Lach-Einheiten: Grinsen Sie sich im Spiegel einige Minuten an, klemmen Sie sich ebenso lange einen Stift quer zwischen die Zähne oder »täuschen« Sie einen Lachanfall vor –

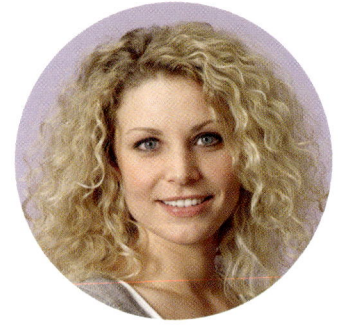

Sie werden über die Wirkung erstaunt sein. Beim Lachen werden die Mundwinkel bewusst nach oben gezogen und es werden Glückshormone, sogenannte Endorphine, freigesetzt. Dadurch entsteht: gute Laune! Besonders intensiv und nachhaltig ist »Lach-Yoga«.

pro 10 Minuten Lacheinheit

... und noch ein paar Tipps ohne Bonuspunkte

Gesunder Schlaf

Wozu brauchen wir eigentlich den Schlaf? Es gibt unterschiedliche wissenschaftliche Theorien: zur Regeneration der Organe, zur Aufrechterhaltung des Immunsystems, zur Produktion der körpereigenen Wachstumshormone, zur Verarbeitung von Erinnerungen und Selektion von Wichtigem und Unwichtigem, usw.

Dauerhafter Schlafmangel – sei es aufgrund von Ein- oder Durchschlafstörungen, sei es, dass man zu spät ins Bett geht – hat spürbar negative Auswirkungen auf unsere Gesundheit und unser Wohlbefinden. Oder anders ausgedrückt: Wer ausreichend lange und tief geschlafen hat, ist stressresistenter, kann konzentrierter und kreativer arbeiten, ist allgemein ausgeglichener und fühlt sich sowohl körperlich als auch seelisch wohler.

Tipps für guten Schlaf:

Es gibt keine allgemein gültige optimale Schlafdauer. Jeder Mensch hat ein unterschiedlich ausgeprägtes Schlafbedürfnis. Nach neuesten Studien liegt die durchschnittliche optimale Schlafdauer bei Erwachsenen knapp unter sieben Stunden pro Nacht. Gerade vielbeschäftigte Menschen neigen dazu, ihr Schlafpensum zu reduzieren, um das »Mehr« an Zeit für ihre Aufgaben zu nutzen. Doch dauerhafter Schlafmangel führt zu Übermüdungserscheinungen, Konzentrationsschwächen und auf Dauer zu Leistungsabfall. Also gilt:

- Gehen Sie möglichst jeden Tag zur gleichen Uhrzeit zu Bett. Führen Sie dazu ein kleines Ritual ein, z. B. eine warme Dusche, eine Fünf-Minuten-Meditation, ein Glas warme Milch o.ä.

- Stehen Sie möglichst täglich zur gleichen Uhrzeit auf – auch am Wochenende. Unregelmäßige Schlafzeiten bringen Ihren Biorhythmus durcheinander.

- Schlafen Sie in einem verdunkelten, gut gelüfteten Raum.

- Matratze und Kopfkissen sollten Ihrer individuellen Ergonomie angepasst sein. Lassen Sie sich im Fachgeschäft beraten.

- Vermeiden Sie mindestens zwei Stunden vor dem Schlafengehen Ausdauersport. Alkohol und schweres Essen beeinflussen den Schlaf ebenfalls negativ.

- Sorgen Sie für warme Füße. Kalte Füße bedeuten für den Körper Stress und verhindern das Einschlafen.

- Trinken Sie wenig Kaffee. Bis zu drei Tassen Kaffee täglich stellen kein Gesundheitsrisiko dar. Koffein löst allerdings die gleichen körperlichen Reaktionen aus wie Stress: Bluthochdruck, Schlaf- und Ruhelosigkeit, Herzrasen, usw. Durch koffeinhaltige Getränke wird das subjektive Stressempfinden verstärkt. Reduzieren Sie den Konsum und beschränken ihn vor allem auf die Vormittagsstunden.

Sollten Sie über einen Zeitraum von mindestens vier Wochen unter ernsthaften Schlafproblemen leiden, konsultieren Sie Ihren Arzt.

Beruhigende Düfte

Duftöllampen und Duftkerzen haben je nach Duftrichtung unterschiedliche Wirkungen auf unseren Gemütszustand. Rosenholz ist ein »Viel-Könner« – es wirkt entspannend, ausgleichend und stimmungsaufhellend, angstlösend und gegen nervöse Verspannungen. Orangenduft wird eingesetzt bei Stress, Erschöpfungszuständen und Nervosität und es wirkt kreativitätsfördernd, stimmungsaufhellend und gegen Lustlosigkeit.

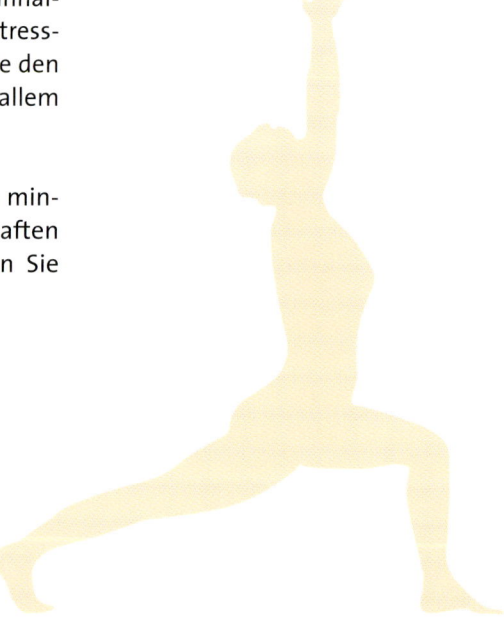

6 Motivations-Affirmationen – die Kraft der Gedanken

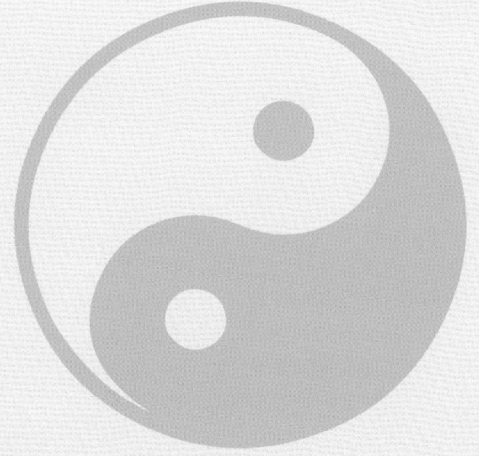

Wir denken den ganzen Tag über. Im Durchschnitt 50.000 Gedanken – manche sind positiv, unterstützend und förderlich, andere sind negativ, herabsetzend oder negierend. All diese Gedanken beeinflussen unsere Wahrnehmung. Unsere Wahrnehmung wiederum beeinflusst unser Tun. Unser Tun führt zu einem Ergebnis. Und dieses Ergebnis wirkt sich auf unsere Wahrnehmung aus – ein ewiger Kreislauf.

Betrachten wir zunächst negative Gedankenmuster: Wer sich selbst, seinen Körper und seine mangelnde Selbstdisziplin kritisiert und ablehnt, wird »davon« mehr bekommen. Wer sich gedanklich immer wieder vorsagt »ich bin zu ungeschickt, zu dumm, zu dick …«, wird sich immer wieder bestätigt sehen. Wer sich fortwährend mit Dingen beschäftigt, die er nicht will, wird genau diese Dinge weiterhin anziehen. Denn unser Unterbewusstsein, das von unseren Gedanken gespeist wird, kennt keine Verneinungen. Von einem Gedanken wie »Ich will nicht mehr so viel arbeiten und keinen Stress haben« bleibt übrig:»Ich will … so viel arbeiten und … Stress haben« und schon kommt die nächste Zusatzaufgabe auf Sie zu!

Mit Affirmationen können gewohnte, oft destruktive Denkmuster durchbrochen werden. Affirmationen sind einfache, kurze Merksätze. Wenn Sie sich diese Sätze anhören, werden sie in Ihrem Kopf zu Gedanken und erreichen so Ihr Unterbewusstsein. Positive Affirmationen erzeugen ein verbessertes Selbstbild und mehr Selbstachtung. Es braucht Zeit, bis sie sich setzen und entfalten, denn die gewohnten, negativen Denkmuster beherrschen schon viele Jahre unser Unterbewusstsein und werden sich immer wieder in den Vordergrund drängen.

Notieren Sie sich zunächst Ihre negativen Glaubenssätze. Was hindert Sie? Was macht Sie klein? Was beschränkt Sie? Dann notieren Sie dazu positive Affirmationen: Was wollen Sie stattdessen? Was ist Ihr Ziel? Wie wollen Sie sein?

Für die Formulierung gibt es einige Regeln:
- Kurze und präzise Sätze.

- Positive Formulierung. Schreiben Sie nur auf, was Sie haben wollen! Wenn Sie abnehmen möchten, könnte der Satz lauten: »Ich habe eine schlanke Taille und bewege mich leicht und beschwingt.«

- Verwenden Sie sowohl die erste (Ich) als auch die zweite Person Singular (Du). Wir selbst sind unsere schärfsten Kritiker. Wir bemängeln unser (Fehl-)Verhalten, unsere »Dummheit«, unsere Ungeschicktheit, usw. Affirmationen in der »Ich-Form« wirken diesen Selbstvorwürfen entgegen. Doch auch durch andere erfahren wir immer wieder Kritik oder Vorwürfe: »Das kannst du nicht«, »Du bist zu dumm«, usw. Diese Aussagen wirken sich ebenfalls auf unser Denken, unsere Wahrnehmung und unser Verhalten aus. Mit Formulierungen in der zweiten Person »überspielen« wir vorhandene Denkmuster in unserem Unterbewusstsein.

- Vermeiden Sie Worte wie »müssen« und »sollen«, etc. Die Sätze sollen eine Leichtigkeit und Freude ausdrücken.

Als Anregung habe ich einige Affirmationen vorbereitet. Sie können sie übernehmen oder Ihre eigenen formulieren. Idealerweise nehmen Sie Ihre eigenen Affirmationen auf Band auf. Machen Sie zwischen jedem einzelnen Satz eine Pause von ca. zwei Sekunden. Hören Sie sich diese Aufnahme täglich ein- bis zweimal an, beispielsweise auf dem Weg zur Arbeit. Es ist nicht nötig, dass Sie sich auf die Aufnahme konzentrieren. Sie können ohne Bedenken nebenbei andere Dinge erledigen, denn Ihr Unterbewusstsein hört zu. Alternativ schreiben Sie die Sätze auf und lesen täglich laut. Wenn Sie mögen, können Sie mich auf meiner Homepage besuchen (www.gesunde-mitarbeiter.com) und dort im Download-Bereich meine vorbereiteten Merksätze herunterladen.

2-mal täglich pro Woche = 5 Bonuspunkte für den Bereich »Mentale Ausgeglichenheit«

Wichtiger Hinweis:

Hören Sie diese Aufnahmen einige Wochen an! Das erscheint Ihnen lange? Überlegen Sie, wie viele Jahre negative Glaubenssätze in Ihrem Leben vorgeherrscht haben. Sie können Sie sich sicher vorstellen, dass es einige Zeit dauert, bis die neuen, positiven Glaubenssätze deren Stelle eingenommen haben. Nach einigen Monaten können Sie neue Affirmationen formulieren, die vielleicht einen anderen Lebensbereich betreffen.

» Egal ob du glaubst, du kannst es oder du glaubst, du kannst es nicht. Du wirst immer Recht bekommen «

Maxwell Maltz, Arzt, 1899–1975

Beispiele für positive Affirmation

- Ich habe Spaß an meinem täglichen Training. Du hast Spaß an deinem täglichen Training.

- Für meine Entspannungsübungen habe ich täglich ein Zeitfenster reserviert. Für deine Entspannungsübungen hast du täglich ein Zeitfenster reserviert.

- Es fällt mir leicht, dreimal am Tag meine Bewegungsübungen zu machen. Es fällt dir leicht, dreimal am Tag deine Bewegungsübungen zu machen.

- Ich fühle mich fit und wohl in meiner Haut. Du fühlst dich fit und wohl in deiner Haut.

- Ich genieße es, mich zu bewegen. Du genießt es, dich zu bewegen.

- Mein Körper ist gesund und vital. Dein Körper ist gesund und vital.

- Ich bewege mich mühelos und voller Elan. Du bewegst dich mühelos und voller Elan.

- Ich gehe kraftvoll und mit Schwung durchs Leben. Du gehst kraftvoll und mit Schwung durchs Leben.

- Mir schmeckt gesundes Essen. Dir schmeckt gesundes Essen.

- Mein Körper ist mein Freund und ich sorge gut für ihn. Dein Körper ist dein Freund und du sorgst gut für ihn.

- Meine Energiereserven sind grenzenlos. Deine Energiereserven sind grenzenlos.

- Ich strahle Selbstbewusstsein aus. Du strahlst Selbstbewusstsein aus.

Unterstützend können Sie sich ein Bild von dem gewünschten Zielzustand machen. Stellen Sie es sich gedanklich vor, malen Sie es oder basteln Sie eine Fotokollage, auf der Sie fröhlich über eine Wiese laufen und man Ihnen ansieht, dass Ihre Rückenschmerzen verschwunden sind oder Yoga-Übungen machen, wieder Ihr Idealgewicht haben, völlig gelassen mit Ihren Kindern sprechen, nachmittags im Café sitzen, usw. Vielleicht »sehen« Sie sich auch als 70-Jähriger, der mit seinen Enkeln Fahrrad fährt.

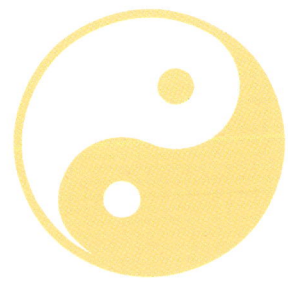

7 Ernährung – Du bist, was du isst

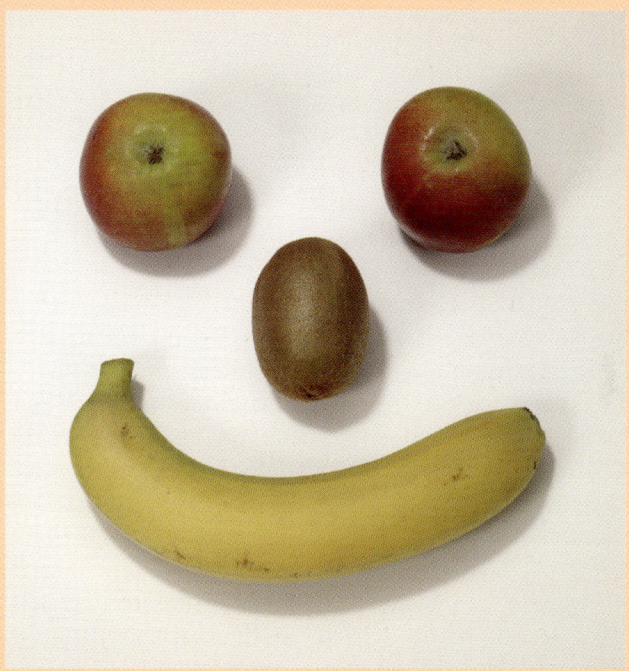

Ein Fundament ist die Basis für ein Gebäude. Lebensmittel sind die Basis für unseren Körper. Je besser die Basis, umso stabiler ist das Haus bzw. unsere Gesundheit. Nahrung kann den Körper stressen oder ihm Energie zuführen. Mediziner sind sich einig, dass unsere Ernährung eine der Hauptursachen für viele Zivilisationskrankheiten ist.

Doch oft ist es schwierig zu entscheiden, was uns gut tut und was nicht – vor allem bei Zeitmangel. Aus unendlich vielen Ernährungsprogrammen habe ich für Sie zusammengestellt, was im beruflichen Alltag umsetzbar ist. Neben Tipps, wie Sie sich trotz eines vollen Arbeitstages ausgewogen ernähren können, erhalten Sie Informationen zu weitverbreiteten Irrtümern über Lebensmittel.

Ich möchte an dieser Stelle darauf hinweisen, dass dieses Buch weder ein Diätratgeber noch eine Abnehmhilfe ist. Doch sollten Sie wissen, dass nach neuesten wissenschaftlichen Erkenntnissen Fettansammlungen am Bauch gesundheitsschädlich sind! Sie verursachen Erkrankungen wie Diabetes Typ 2, Stoffwechselstörungen und Bluthochdruck. Daher gilt: Kampf dem Bauchspeck!

	Frauen	Männer
Kategorie I: normal	bis 80 cm	bis 94 cm
Kategorie II: mittleres Risiko	bis 88 cm	bis 102 cm
Kategorie III: hohes Risiko	über 88 cm	über 102 cm

Messen Sie Ihren Bauchumfang, indem Sie ein Maßband um die dickste Stelle am Bauch legen. Atmen Sie normal ein, ohne den Bauch einzuziehen und messen Sie. Sollten Sie in Kategorie II oder III fallen, besteht Handlungsbedarf!

Berechnung des individuellen Energiebedarfs

Abnehmen können Sie nur dann, wenn der Kalorienverbrauch höher ist als die Kalorienzufuhr. Der Energiebedarf berechnet sich aus den zwei Größen Grund- und Leistungsumsatz.

Der Grundumsatz ist die Kalorienmenge, die der Körper zum Erhalt aller lebensnotwendigen Körperfunktionen benötigt. Für eine genaue Berechnung ist eine Blutanalyse nötig, die auch Einflussfaktoren wie Hormonspiegel oder genetische Veranlagung berücksichtigt. Für größere Gewichtsreduzierung wenden Sie sich deshalb bitte an Ihren Arzt oder qualifizierte Ernährungsberater. Um dennoch eine ungefähre Vorstellung zu bekommen, stelle ich Ihnen eine stark vereinfachte Formel zur Berechnung des Grundumsatzes vor:

Männer	10 x Körpergewicht (kg) + 6,25 x Körpergröße (cm) – 5 x Alter + 5
Frauen	10 x Körpergewicht (kg) + 6,25 x Körpergröße (cm) – 5 x Alter – 161

Beispiel: 70 kg/165 cm groß/43 Jahre

Grundumsatz Männer	10 x 70 kg + 6,25 x 165 cm – 5 x 43 + 5 = 1.521 kcal
Grundumsatz Frauen	10 x 70 kg + 6,25 x 165 cm – 5 x 43 – 161 = 1.355 kcal

Die nächste Variable ist der persönliche Leistungsumsatz, also die Energie, die Sie täglich durch Arbeit, Bewegung etc. verbrauchen. Multiplizieren Sie den Grundumsatz mit dem Faktor, der Ihrer körperlichen Aktivität entspricht:

	Frauen	Männer
leichte körperliche Belastung, z. B. Bürotätigkeit	1,6	1,5
mittlere körperliche Belastung, z. B. Hausarbeit, überwiegend stehende Tätigkeit wie im Verkauf	1,8	1,7
schwere körperliche Belastung, z.B. Handwerk, aktive Sportler	2,0	1,9

Bei unseren beiden Beispielpersonen ergeben sich folgende Richtwerte:

1.521 x 1,9 = 2.890 kcal/Tag
bei einem körperlich arbeitenden Mann
(z. B. Schreiner)
1.521 x 1,5 = 2.282 kcal/Tag,
wenn er einen Bürojob hat.
1.355 x 1,6 = 2.168 kcal/Tag
bei einer Frau, die als Buchhalterin arbeitet, bzw.
1.355 x 1,8 = 2.439 kcal/Tag,
wenn sie im Einzelhandel im Verkauf tätig ist

Wenn diese Personen nicht mehr als diese Energiemenge in Form von Nahrung und Getränken zu sich nehmen, haben sie gute Chancen, ihr Gewicht zu halten. Zu beachten ist allerdings, dass der Kalorienbedarf mit zunehmendem Alter kontinuierlich abnimmt und somit ständig anzupassen ist. Zusätzliche Bewegung verbrennt zusätzliche Kalorien. Bereits ein Spaziergang, ein Spurt zum Bus oder auch Gartenarbeit erhöhen Ihren Energieverbrauch. Wenn Sie beispielsweise an vier Tagen pro Woche sportlich aktiv sind und so drei Kalorien pro Kilogramm Körpergewicht (bei 70 kg also 2.100 kcal) verbrennen, wird sich das schon bald in einem verbesserten Körpergefühl niederschlagen.

Das ist Ihnen alles viel zu kompliziert? Dann halten Sie sich an die einfache Regel: Steigern Sie Ihre körperliche Aktivität und versuchen Sie vor allem Fett und Zucker einzusparen. Damit ist schon ein Anfang gemacht. Wenn Sie bisher täglich ein Croissant zum Frühstück gegessen haben, wählen Sie stattdessen ein Milchbrötchen mit Rosinen. Ein Croissant enthält ca. 20 Gramm Fett. Die gleiche Menge Rosinenmilchbrötchen lediglich 5 Gramm. Pro Woche sparen Sie damit bis zu 100 Gramm Fett, das entspricht 900 kcal. Oder trinken Sie statt purem Fruchtsaft eine Saftschorle im Verhältnis 2 : 1 (Wasser : Saft). Sie sparen 60 % Kalorien (ca. 170 kcal pro 0,5 Liter) und müssen dennoch nicht verzichten.

Meine persönliche Trick-Kiste

Es gibt Möglichkeiten, die Kalorienaufnahme zu reduzieren und dabei trotzdem nicht zu hungern. Mit ein paar einfachen psychologischen Tricks kann man sich selbst überlisten, ohne unter Einschränkungen zu leiden, und langfristig seine Ernährungsgewohnheiten verändern.

- Trinken Sie 20 Minuten vor dem Essen ein großes Glas Wasser – damit ist der Magen schon etwas gefüllt und das Sättigungsgefühl stellt sich schneller ein.

- Benutzen Sie kleine Teller, z. B. Dessert-Teller. So verkleinern sich die Portionsgrößen und Sie haben dennoch das Gefühl, einen vollen Teller zu haben.

- Wenn Sie in der Kantine essen, nutzen Sie Portionsschalen für Beilagen, statt Ihren Teller unkontrolliert vollzuladen.

- Essen Sie vor dem Hauptgang Salat mit Essig-Öl-Dressing oder eine klare Brühe. So wird der Magen auf kalorienarme Art schon vorgefüllt und Sie essen beim Hauptgang weniger.

- Lassen Sie den Topf in der Küche stehen. Um den Teller ein zweites Mal zu füllen, muss man aufstehen. Schon diese kleine Hürde lässt uns achtsamer werden: Ist es tatsächlich Hunger oder einfach die Versuchung, weil es lecker schmeckt und leicht erreichbar ist?

- Bei Hungergefühl oder Magengrummeln tippen wir automatisch auf »Ich habe Hunger!« Häufig verlangt der Körper jedoch lediglich nach Flüssigkeit. Trinken Sie deshalb bei Hungergefühl grundsätzlich zuerst ein Glas Wasser oder klare, basische Brühe. Wenn Sie nach 20 Minuten immer noch Hunger haben, können Sie etwas essen.

- Essen Sie langsam! Sehr langsam. Legen Sie zwischendurch die Gabel zur Seite, so dass Ihr Magen Zeit hat, dem Gehirn zu signalisieren: »Ich bin voll und brauche nicht mehr!«.

- Kauen Sie jeden Bissen 20- bis 30-mal! So wird das Essen bereits im Mund vorverdaut, ist dadurch leichter bekömmlich und Sie nehmen den Sättigungs-Zeitpunkt schneller wahr.

- Wenn Sie essen, essen Sie. Tun Sie sonst NICHTS. Wer nebenbei arbeitet, telefoniert, fernsieht, geht, autofährt, u.v.m. nimmt einerseits kaum wahr, was er zu sich nimmt und hat weniger Kontrolle über die Menge.

- Lagern Sie »ungesunde«, weil stark zucker- oder fetthaltige Lebensmittel außerhalb der Sichthöhe im Vorrats- oder Kühlschrank. Fällt Ihr Blick als erstes auf die Schokolade, fällt es deutlich schwerer, der Versuchung zu widerstehen und sich mit dem Joghurt zu begnügen.

- Beobachten Sie einige Tage Ihr Essverhalten. Essen hat neben der Nahrungsaufnahme auch andere Funktionen: Essen als Trostspender oder zur Befriedigung von Lust, als Ausdruck guter oder schlechter Laune, als Belohnungssystem, usw. Wenn Sie erkannt haben, bei welchen Gelegenheiten Sie zusätzliche Snacks, Süßigkeiten oder sonstige Lebensmittel essen, können Sie gezielter nach Alternativen suchen. Mehr dazu auf Seite 109, »Die gesunde Büroschublade«.

Richtig essen, gesünder leben – verbreitete Irrtümer

Kohlenhydrate sind Dickmacher

Stimmt nur, wenn es sich um einfache Kohlenhydrate, also z. B. Weißmehlprodukte handelt. Die lassen den Insulinspiegel schnell in die Höhe schießen und die nächste Heißhungerattacke ist schon vorprogrammiert.

Komplexe Kohlenhydrate, wie sie in Gemüse, Obst, Hülsenfrüchten und Vollwert-Produkten vorkommen, sind für den Körper äußerst wertvoll und wichtig. Sie sind Energielieferanten und erfüllen jede Menge Körperfunktionen. Sie sind Sattmacher – keine Dickmacher, sollten aber dennoch eher in kleinen Portionen genossen werden.

Fett macht fett

Jein. Wie auch bei den Kohlenhydraten kommt es auf die Art der Fette an. Fette sind lebenswichtige Nahrungsbestandteile, die zur Aufrechterhaltung unseres Organismus beitragen. Wer die richtigen Fette wählt, muss nicht auf fettarme oder -lose Produkte umsteigen.

Fett ist ein Geschmacksträger. Gerade in stressreichen Lebensphasen greifen wir verstärkt zu fetthaltigen Produkten, z. B. Chips oder Bratwurst. Und diese Art von Fett macht tatsächlich auch fett. Wenig bis gar nicht empfehlenswert sind gesättigte Fettsäuren. Sie befinden sich vor allem in tierischen Lebensmitteln wie Butter, Käse, Sahne, Fleisch und Wurst, sind aber auch als »verstecktes Fett« in Backwaren, Fertigprodukten und Süßigkeiten. Eine Bratwurst, 150 Gramm Pralinen oder zwei Croissants decken bereits den Tagesbedarf!

Empfehlenswert sind ungesättigte Fettsäuren. Ideale Fettlieferanten sind Raps-, Lein- und Olivenöl, Avocados, Nüsse und Samen und fettreiche Fischsorten (z. B. Lachs, Hering, Makrele), aber auch grünes Blattgemüse enthält Omega-3-Fettsäuren.

Fett-Spar-Tipps:

- Braten Sie in beschichteten Pfannen ohne Bratfett.

- Nach dem Braten tupfen Sie das Fleisch mit Küchenpapier ab.

- Bevorzugen Sie Fleisch oder Fisch à la »natur« statt paniert oder mit Sahnesoßen.

- Streichen Sie Magerquark oder Frischkäse statt Butter auf Ihr Brot.

- Ersetzen Sie Sahne beim Kochen durch Magermilch oder einen Löffel Joghurt.

- Essen Sie Lachs- oder Kochschinken statt Salami.

Eiweiß macht schlank

Nein. Eiweiß macht satt und erleichtert so das Abnehmen und wie bei jeder einseitigen Kost verliert man Gewicht. Reine Eiweißkost ist allerdings schwer verdaulich und verursacht häufig Verstopfung. Außerdem führt eine erhöhte Eiweißzufuhr in Form von tierischem Eiweiß zu Übersäuerung des Körpers und der Fettabbau wird gestoppt.

Die Mischung macht's. Ihre Mahlzeiten sollten zu 30% aus Kohlenhydraten, zu 30% aus Fett und zu 40% aus überwiegend pflanzlichem Eiweiß bestehen. Kombinieren Sie deshalb Eiweiß unbedingt mit Gemüse. Eiweiß ist für unseren Körper ein wichtiger Grundbaustein. Vor allem pflanzliches Eiweiß, wie es in Hülsenfrüchten und Soja zu finden ist, ist für unseren Stoffwechsel, Knochen und Muskulatur, Bänder und Sehnen Organe und Gewebe enorm wichtig. Bei tierischen Eiweißlieferanten gilt die Regel: je weniger Beine, desto besser. Bevorzugen Sie also Fisch vor Geflügel und Geflügel vor Rind.

Getränke

Ideal sind Wasser und ungesüßte Kräuter- oder Früchtetees – auch für Kinder! Sie sparen damit reichlich Kalorien und die Milch- und Folgezähne bleiben gesund. Außerdem werden Körperschlacken am leichtesten mit purem Wasser abtransportiert und das hat eine reinigende Wirkung auf unseren Organismus.

Softdrinks

In einem Liter Cola sind 34 Stück Würfelzucker – eine Menge, die Sie kaum in zwei Händen halten können. Das ist mittlerweile bekannt, und deshalb steigen viele auf Light- oder Zero-Produkte um – und tappen in die Kalorienfalle! Künstlich gesüßte Produkte täuschen dem Gehirn eine große Menge an Kalorien vor und deshalb werden die entsprechenden Stoffwechselvorgänge angekurbelt. Das Erwartete jedoch kommt nicht im Magen an, und um diesen Mangel wieder auszugleichen, greifen wir bei den nächsten Mahlzeiten umso stärker zu.

Studien belegen, dass mit Fruchtzucker gesüßte Softdrinks, z. B. Mineralwasser mit Geschmacksstoffen, Eistee (25 Würfelzucker pro Liter) etc., zu einer Anreicherung von Körperfett führen. Und es wurde nachgewiesen, dass künstliche Süßungsmittel das Diabetes-Risiko erhöhen.

Alkohol-Missverständnisse

Alkohol entspannt

Endlich Feierabend! Als Belohnung für einen arbeitsreichen Tag gönnt man sich gerne ein Gläschen Wein oder das berühmte »Feierabend-Bierchen« – vorzugsweise vor dem Fernseher! Tatsächlich haben weder Alkohol noch Fernsehen/Internetsurfen eine entspannende, sondern eine anregende Wirkung und stören den Tiefschlaf.
Suchen Sie nach Alternativen wie einem ausgiebigen Spaziergang oder einem kleinen Krafttraining. Auch eine Entspannungsübung wirkt zunächst beruhigend und dann belebend. Hinterher werden Sie sich frisch und energiegeladen fühlen und den Kopf frei haben!

Wein hat weniger Kalorien als Bier

Alkohol ist ein Dickmacher! Ein Glas Rotwein enthält 14 Würfelzucker, ein Glas Weizenbier sogar 16 Stück! Wer abnehmen möchte, muss auf jegliche Art von Alkohol verzichten. Ein Gramm Alkohol hat sieben Kalorien und damit fast ebenso viele Kalorien wie reines Fett (9 kcal/g). Für Alkohol gibt es im Körper keinen natürlichen Speicher, d. h. er muss sofort abgebaut werden. In dieser Zeit werden alle anderen Stoffwechselprozesse gedrosselt. Alles, was Sie nun essen, wird nicht verbrannt, sondern in den Zellen gespeichert.

Alkohol schützt vor Herzinfarkt

Im Rotwein sind Flavonoide und diese Wirkstoffe schützen vor Arterienverkalkung – allerdings nur, wenn man den Wein in Maßen genießt. Dennoch überwiegen die gesundheitlichen Nachteile von Alkohol gegenüber dem potenziellen Schutz vor Herzinfarkt. Studien belegen, dass Menschen, die regelmäßig und viel Alkohol trinken, häufiger an Speiseröhren-, Dickdarm-, Leber-, Brustkrebs- und Bauchspeicheldrüsenkrebs erkranken. Trinken Sie Traubensaftschorle – sie hat ebenfalls eine antioxidative Wirkung, stört dabei weder unseren Tiefschlaf noch schwächt sie unser Immunsystem.

Koffein – bitte maßvoll

Es gibt viele Muntermacher, die nebenbei noch einige positive Wirkungen haben: **Grünen Tee** – zwei Tassen täglich, sagen die

Japaner. Der erste Aufguss ist anregend, ohne aufzuregen, der zweite Aufguss wirkt beruhigend. Außer seiner antibakteriellen und zellschützenden Wirkung hat grüner Tee bei regelmäßigem Genuss noch weitere positive »Nebenwirkungen«: Er senkt u. a. Bluthochdruck, Cholesterinspiegel und das Brustkrebsrisiko, wirkt positiv auf Herzerkrankungen und Entzündungen, stärkt das Immun- und Verdauungssystem und kurbelt die Fettverbrennung an.

Heißes Ingwerwasser wirkt ebenfalls anregend, ist jedoch verträglicher als Kaffee. Außerdem wirkt Ingwer antibiotisch, präventiv gegen Magen-Darm-Krankheiten, cholesterinsenkend, stärkend für das Immunsystem, u.v.m. Kochen Sie einfach 2 cm Ingwer 5 Minuten in Wasser und trinken es schluckweise über den Tag verteilt.

Pfefferminztee – eine anregende Alternative. Und er ist wirksam bei Problemen im Magen-Darm-Bereich, z. B. bei Durchfall, Blähungen oder Bauchschmerzen, bei Rachen- und Halsschmerzen wirkt er keimtötend und entzündungshemmend und lindernd bei Spannungskopfschmerzen oder Migräne.

Milchprodukte

Milchprodukte sind gesund – sofern es sich um ungezuckerte und möglichst fettarme Produkte handelt! Häufig enthalten vor allem fettarme Milchprodukte, z. B. Joghurts, Quark, Molke und Kefir mit Früchten reichlich Zucker und damit viele Kalorien. Sehen Sie sich die Ernährungstabellen genau an. Mischen Sie Ihre Fruchtjoghurts besser selbst. Wussten Sie, dass die »natürlichen Aromastoffe« im Himbeerjoghurt u. a. aus Zedernholz und im Nussjoghurt aus Schimmelsporen gewonnen werden?

Süßigkeiten

Süßes tut der Seele gut. Schokolade als Seelentröster – wer kennt das nicht? Doch bei unkontrollierten Mengen schaden wir uns gleich doppelt: Wir nehmen »leere« Kalorien auf und die nächste Heißhungerattacke ist schon vorprogrammiert. Außerdem beeinflussen schon 100 Gramm Zucker die Abwehrkräfte der weißen Blutkörperchen negativ und schwächen damit das Immunsystem.

Den teuflischen Versuchungen widerstehen

Ist das Bedürfnis nach Süßem generell hoch, vielleicht sogar zu hoch, versuchen Sie's mal damit:

- Lutschen Sie ein paar Rosinen.

- Trinken Sie ein großes Glas Wasser.

103

- Lenken Sie sich ab, indem Sie aktiv werden oder eine kleine Entspannungsübung machen.

- Bereiten Sie für den Fernsehabend eine Rohkostplatte mit Karotten, Kohlrabi, Sellerie etc. und Kräuterquark vor oder eine Schale mit naturbelassenen Nüssen.

- Verwenden Sie Duftkerzen oder Duftöl mit Zimt.

Und: Lassen Sie die Süßigkeiten im Supermarkt, dann müssen Sie keiner Versuchung widerstehen.

Süßigkeiten beruhigen die Nerven

Nein. Das Gegenteil ist der Fall: Zucker steigert die Nervosität. Zucker lässt den Insulinspiegel unkontrolliert schnell und hoch ansteigen, was für den Körper Stress bedeutet.

Gesunde Bitterschokolade

Schokolade (mindestens 80% Kakaogehalt) in kleinen Mengen senkt den Blutdruck und verhindert Thrombosen! Das ist die gute Nachricht! Schokolade mit hohem Kakao-Anteil enthält mehr vom Glücksstoff Serotonin und macht schneller satt als Milchschokolade. Dennoch: Schokolade hat einen hohen Fettgehalt – eine Tafel enthält immerhin zwischen 32 und 50 Gramm Fett.

Fettfreie Gummibärchen

Schon wieder eine Werbefalle. Für die figurbewussten Konsumenten bietet die Industrie fettfreie Gummibärchen an. Eine vermeintlich kalorienarme Variante, denn Fruchtgummi basiert auf modifizierter Stärke, Zucker, Glukosesirup oder Gelatine – eine wahre Kalorienbombe also! Eine Tüte Gummibärchen (300 g) hat knapp 1.000 Kalorien! Wollen Sie diese Kalorienanzahl in Form von Obst zu sich nehmen, könnten Sie mehr als zwei Kilogramm essen! Auch bei Gummibärchen mit wertvollen Vitaminen gilt: Der Zuckergehalt bleibt, die Kalorien auch.

Das tut mir gut!
Das Frühstück

Beginnen Sie Ihren Tag auf jeden Fall mit einem Frühstück. Wer ohne Frühstück aus dem Haus geht, den holt meist der Heißhunger ein und man ist versucht, zu schnellen – und meist ungesunden – Snacks zu greifen. Das schlägt sich auf dem Kalorienkonto nieder und ist u. a. auch der Grund, weshalb »Frühstücksvermeider« eher zu Übergewicht neigen als andere.

Ein ausgewogenes Frühstück füllt Ihren Energiespeicher nach der nächtlichen Fastenzeit auf, bringt so die körperliche und geistige Leistungsbereitschaft in Schwung und stärkt Ihr Erinnerungs- und Konzentrationsvermögen.

Ich brauche jede Minute Schlaf.

Keine Zeit? Ein Beerenquark aus ungezuckerten Tiefkühlbeeren und einigen Löffeln Quark ist schnell zubereitet und sättigt langfristig. Alternativ geht auch ein Becher Joghurt mit zerkleinertem Obst (gibt's auch in der Tiefkühltruhe) und ein paar Vollkornflocken oder eine Scheibe Vollkornbrot und ein Glas Buttermilch.

Immer auf Achse.

Das Frühstücksbuffet im Hotel bietet meist eine gute Auswahl. Greifen Sie zu frischem Obstsalat, Naturjoghurt, gekochten Eiern statt Rührei, gekochtem Schinken ohne Fettrand, Putenbrust und dazu Vollkornbrot.

Ich bekomme morgens nichts runter.

Wenn Sie morgens nichts essen können, verrühren Sie zwei Esslöffel Schmelzflocken in einem Glas Orangensaft – ein energiereicher Sattmacher. Auch ein Milchshake aus frischem Obst, Milch und Honig schmeckt lecker. Oder Sie pürieren frisches Obst mit zwei Esslöffeln Haferflocken und einem Glas Buttermilch. Hauptsache, Ihr Energiespeicher wird aufgefüllt.

Das Mittagessen

Einige Stunden nach dem Frühstück sind unsere Kraftreserven erschöpft. Die Energiespeicher wollen nun wieder aufgefüllt werden. Das gestaltet sich vor allem für berufstätige Menschen manchmal schwierig. Nehmen Sie sich mindestens 15 Minuten Zeit zum Essen. Keine Zeitung, kein Fernsehen, keine Internet – ausschließlich essen. Durch Ablenkungen verringern Sie den bewussten Genuss der Mahlzeit und Sie bemerken auch nicht den Zeitpunkt, an dem das Sättigungsgefühl einsetzt. So essen Sie möglicherweise mehr als nötig und plagen sich hinterher mit einem Völlegefühl.

Lebensmittel mit sehr hoher Energiedichte, z. B. Wurst und Käse, Weißmehlprodukte und Alkohol schlagen schon bei kleinen Mengen ordentlich zu Buche. Kalorien machen dick, nicht satt! Greifen Sie stattdessen zu Frisch- oder Hartkäse und Gemüseaufstrichen. Essen Sie überwiegend ballaststoffreiche Lebensmitteln mit geringer Energiedichte, d. h. vor allem Gemüse. Davon können Sie größere Mengen essen, ohne zuzunehmen. Salat hat ebenfalls eine geringe Energiedichte und zudem viele Vitamine – die Falle steckt hier im Dressing. Fertigdressings enthalten z. T. 13 Gramm Fett und decken damit 20 Prozent des Tagesbedarfs ab. Bereiten Sie deshalb Ihr Essig-Öl-Dressing selbst zu. Versuchen Sie, ab sofort einen Teil Ihrer gewohnten Mahlzeiten durch Gemüse zu ersetzen.

Self-made-Snacks:

- Zum dünnbelegten Käsebrot gibt's eine halbe Salatgurke und Tomaten.

- Halbieren Sie die Schinkenmenge auf dem Brötchen und belegen Sie diese statt dessen mit Salatblättern, gebratenen Pilzen, einigen Paprikastreifen und Gurkenscheiben.

- Ersetzen Sie Butter durch Frischkäse oder Quark.

- Ersetzen Sie Salami durch (Lachs-)Schinken.

- Geräuchertes Forellenfilet liefert wertvolle Omega-3-Fettsäuren.

- Vollkornbrot mit Schnittlauchquark und Tomate

- Tomaten mit Hüttenkäse und frischem Basilikum

- Kräuterquark mit Öl und Rohkostteller (Paprika, Stangensellerie, Kohlrabi, Karotten, Gurken, usw.)

- Pellkartoffeln mit Kräuterquark – vielleicht haben Sie eine Kochplatte in der Teeküche? Kartoffeln kochen von alleine, den Quark bringen Sie vorbereitet von zu Hause mit.

- Putzen und schnippeln Sie zu Hause schon Ihren Salat und nehmen das fertige Dressing separat in einem Schraubglas mit. Sorgen Sie hier für Abwechslung und ergänzen die Blattsalate mit Teigwaren, Schafskäse, Zucchinischeiben, gebratenem Putenfleisch oder Lachsschinken, Thunfisch, Obst wie Mango oder Ananas.

- »Home-made«-Tiefkühlkost. Am besten schmeckt immer noch das eigene Essen. Machen Sie es sich zur Gewohnheit, zukünftig größere Mengen zu kochen und frieren Sie das Essen portionsweise ein. Nehmen Sie es morgens aus der Tiefkühltruhe und wärmen es mittags in der Mikrowelle auf. Ideale Tiefkühlessen sind Suppen jeglicher Art, Pasta-Saucen – halbieren Sie die Hackfleischmenge in der selbstgemachten Nudelsoße und braten Sie stattdessen kleingehackte Karotten und Paprikaschoten an – Eintopf oder Gemüsepfannen. Probieren Sie's aus – vielleicht können Sie sich auch mit Kollegen zusammentun und sich abwechseln?

Im Restaurant

Sie sind viel unterwegs oder müssen an vielen Geschäftsessen teilnehmen? Hier ein paar Tipps, wie Sie Ihr Kalorienkonto niedrig halten.

- Lassen Sie keine Mahlzeiten davor ausfallen. Wenn Sie ausgehungert ankommen, essen Sie mehr als nötig.

- Trinken Sie schon vor dem Essen viel Wasser und beschleunigen Sie so Ihr Sättigungsgefühl.

- Trinken Sie Mineralwasser oder Fruchtsaftschorle, alkoholfreies Bier oder Weinschorle statt alkoholhaltige Getränke.

- Fragen Sie nach kleinen Portionen, so müssen Sie nicht der Versuchung widerstehen, etwas übrig zu lassen. Und was gar nicht erst auf dem Teller liegt, wird auch nicht gegessen.

- Wählen Sie als Vorspeise einen Salat mit selbstgemischtem Dressing oder eine klare Gemüsebrühe ohne Einlage statt Sahne- oder Cremesuppen.

- Bevorzugen Sie pflanzliches Eiweiß, z. B. Hülsenfrüchte, statt tierischem Eiweiß.

- Bevorzugen Sie Gedämpftes, Gegrilltes oder Gekochtes gegenüber Frittiertem, Paniertem oder Geschmortem.

- Wählen Sie Pasta und Fleisch mit Gemüsesoßen statt Sahnesoßen – vermeiden Sie grundsätzlich Sahne- oder Rahmgerichte.

- Ersetzen Sie Beilagen wie Pommes, Kroketten oder Bratkartoffeln durch naturbelassene Beilagen wie Pellkartoffeln, Vollkornreis oder Salat.

- Als Nachtisch wählen Sie ungezuckerten Obstsalat, Sorbet, Hefe- oder Biskuitkuchen oder rote Grütze.

Wann immer möglich, wählen Sie Buffetform. Bleiben Sie maßvoll und nehmen Sie sich nach einem Salatteller nur eine Portion des Hauptgangs. Benutzen Sie kleine Teller und halten so die Portionsgrößen automatisch kleiner.

Die gesunde Büroschublade

In der Alltagshektik bleibt oft nicht viel Zeit für eine gesunde Mahlzeit. Aus Zeitnot greift man schnell zu Fertiggerichten, geht zum Schnellimbiss um die Ecke oder zum Metzger oder lässt das Essen ganz ausfallen. Bauen Sie deshalb schon vor und legen sich einen Vorrat an gesunden Lebensmitteln im Büro an. Dann haben Sie jederzeit etwas griffbereit und können auch kleinere Heißhungerattacken gesund besänftigen.

Nüsse und Samen. Essen Sie jeden Tag eine kleine Handvoll unbehandelter Nüsse – nicht mehr! Nüsse enthalten wertvolle Fette, die gut für Körper und Gehirnleistung sind – und nebenbei sind sie besser für Ihre Figur als Süßigkeiten. Und wenn Sie Lust auf etwas zu knabbern haben, greifen Sie zu Kürbis- und Sonnenblumenkernen.

Trockenfrüchte. Rosinen, Datteln oder Feigen können den Heißhunger auf Süßes stillen. Erlaubt sind auch andere Trockenfrüchte (ohne Zuckerzusatz) wie Ananas, Mangos, Apfelringe, Pflaumen, etc.

Zuckerfreies Apfelmus oder rote Grütze – die Alternative zu Schokolade und Keksen.

Abgepacktes Vollkornbrot. Portionsweise abgepacktes Vollkornbrot trocknet nicht aus und ist lange haltbar.

Knäckebrot und Reiscracker – leckere Alternativen zu Brot und Brötchen.

Dosen-Thunfisch in Wasser oder im eigenen Saft. Wenn's mal schnell gehen muss: Thunfisch mit einer kleingehackten Schalotte und Essiggurke vermengen und auf das abgepackte Vollkornbrot streichen.

Essig, Öl und Gewürze. Ein Salat ist schnell vorbereitet – oder Sie holen ihn im Supermarkt oder Obstladen um die Ecke. Mit den richtigen Zutaten können Sie Ihr eigenes, kalorienarmes Dressing zubereiten.

Frisches Obst. Als Nachtisch oder wenn Sie das Nachmittagstief einholt. Vor allem Wassermelonen punkten durch hohen Wassergehalt und die Süße.

Gemüsebrühe. Eine Tasse Gemüsebouillon – am besten basische Bouillon aus dem Bioladen – stillt den kleinen Hunger zwischendurch auf kalorienarme Weise.

Gemüsesaft aus dem Glas – schmeckt kalt und warm und versorgt uns mit wertvollen Vitaminen und Nährstoffen. Geben Sie ein paar TK-Kräuter oder Hefeflocken dazu, dann schmeckt's noch besser!

Der gesunde Bürokühlschrank

Körniger Frischkäse ist eine gute Grundlage für süße Snacks, z. B. mit kleingeschnittenem Obst oder einigen Löffeln Apfelmus. Wer salzige Brotaufstriche bevorzugt, kann den Frischkäse z. B. mit einem Löffel TK-Kräuter, Pfeffer, Salz und Paprika würzen.

Naturjoghurt – pur oder mit frischem Obst.

Buttermilch – verbraucht bei der Umsetzung mehr Kalorien, als sie selbst liefert. Also ein idealer Fettverbrenner mit Sättigungswert.

Geräuchertes Forellenfilet mit einer Scheibe Schwarzbrot und ein paar Salatblättern ist ein ideales Mittagessen.

Eier – hartgekocht haben sie einen hohen Sättigungsgrad.

Tiefkühlkräuter – ein Löffel voll zum körnigen Hüttenkäse, frischen Salat, in die Gemüsebrühe oder auf die belegten Brote. Schmeckt gleich viel frischer.

Tiefkühlgemüse. Schneller geht's nicht! Mit entsprechenden Gewürzen wird daraus ein asiatisches oder mediterranes Gericht und ist die passende Ergänzung für Nudeln, Reis oder Couscous.

Instant-Couscous – Wasser drauf und fertig! Couscous wird mit kochendem Salzwasser überbrüht und ist nach ein paar Minuten Quellzeit fertig.

Punkte sammeln

jeweils 1 Bonuspunkt pro Tag

Fünf Portionen Obst und Gemüse täglich

Erwachsene sollten pro Tag ca. 800 Gramm essen. Wenn Ihnen die Zubereitung zu (zeit-) aufwendig ist, greifen Sie zu Tiefkühlgemüse und -obst ohne Zusatz- und Konservierungsstoffe: geputzt und zerkleinert kann es sofort verarbeitet werden! TK-Brokkoli enthält oft mehr Vitamine als frischer, der schon einige Tage beim Händler liegt. Legen Sie sich einen abwechslungsreichen Vorrat an Gemüsesorten an und Sie können schnell eine leckere Gemüsepfanne zaubern. Oder Sie haben die ideale Beilage für Ihr Steak oder den Fisch. Na dann – guten Appetit!

Intensiv kauen

Nehmen Sie sich vor, täglich bei einer Mahlzeit jeden Bissen solange zu kauen, bis Sie nichts mehr im Mund haben – mindestens jedoch 20-mal! Sie werden erleben, dass Sie sich bereits satt fühlen, obwohl der Teller noch halb voll ist. Hören Sie dann bitte sofort auf zu essen – mehr braucht Ihr Körper nicht!

Die Pause macht's

Zwischen zwei Mahlzeiten sollten vier bis fünf Stunden liegen. In dieser Zeit sind keinerlei Kalorien, d. h. kein Milchkaffee, kein Kaugummi, etc. erlaubt. Damit hat Ihr Körper Gelegenheit, den Insulinspiegel auf Normalniveau zu regulieren und mit der Fettverbrennung zu beginnen.

*jeweils 2 Bonuspunkte
pro Tag*

Alkoholverzicht

Alkohol enthält extrem viele »leere« Kalorien – ein absoluter Figurkiller! Die Punkte gibt's natürlich nur, wenn Sie bisher regelmäßig Alkohol getrunken haben ...

Zuckerverzicht

Verzichten Sie eine Woche auf Zucker in jeder Form: Süßigkeiten, Kuchen, aber auch zuckerhaltige Getränke, Alkohol, Ketchup, Milchprodukte, Müsli, Fertiggerichte, usw. Nach einigen Tagen hat sich Ihr Körper umgestellt und damit werden auch die Heißhungerattacken auf Süßes verschwinden! Im Notfall greifen Sie zu ein paar Nüssen oder frischen Früchten.

Entschlackungstag

Wer einmal monatlich einen Entschlackungstag einlegt, unterstützt den Körper dabei, krankmachende Schlacken abzutransportieren. Essen Sie dreimal täglich und trinken Sie an diesem Tag reichlich Wasser oder ungesüßten Tee. Varianten der Entschlackungstage:
Reistag. ca. 200 Gramm Vollkornreis – ohne Salz kochen, zwei Äpfel, zwei Tomaten und frische Kräuter. Teilen Sie den Reis in drei Portionen und kombinieren Sie ihn mit gedünsteten Äpfeln oder Tomaten und Kräutern.
Gemüsetag. 1,5 kg Gemüse roh oder gekocht (ohne Salz oder Saucen).
Obsttag. 1 kg Obst – davon nur 1 Banane.
Kartoffeltag. 1,5 kg (Rohgewicht) Kartoffeln

*3 Bonuspunkte
pro Tag*

Verzicht auf Kohlenhydrate

kochen, mit Gewürzen, aber ohne Salz. Geburtstagsfeiern, Weihnachten, Ostern – wenn Sie Ihr Kalorienkonto kräftig überzogen haben, helfen zwei kohlenhydratfreie Tage. Danach ist die Umstellung auf Vollkornprodukte einfacher und auch der Verzicht auf Zucker fällt leichter.

Achtung: Solche Tage sind nur als neuer Einstieg in eine ausgewogene Ernährung nach besonders »ausschweifenden« Tagen geeignet und sollten nicht regelmäßig durchgeführt werden.

Achtsamkeits-tage

Achten Sie an vier Tagen pro Woche bewusst auf Ihre Ernährung. Trinken Sie an diesen Tagen keinen Alkohol, dafür ausreichend Wasser, verzichten Sie auf Zucker und Weißmehlprodukte in jeglicher Form, nehmen Sie fünf Portionen von möglichst naturbelassenem Obst und Gemüse zu sich, meiden Sie rotes Fleisch und ungesunde Fette, essen Sie zuletzt vor 19:00 Uhr. Außerdem absolvieren Sie an diesen Tagen ein (sportliches) Bewegungsprogramm. An den anderen drei Tagen dürfen Sie schon mal zu einem Stück Schokolade greifen, ein Glas Wein trinken und entspannt auf dem Sofa lümmeln. Na, wie hört sich das an? Das könnte doch zur Gewohnheit werden!

Täglich 2,5 Liter Wasser trinken

Trinken Sie generell viel – mehr als der Durst verlangt! Erwachsene scheiden täglich über Haut, Darm, Nieren und Atmung ca. 2,5 Liter Flüssigkeit aus. Bei schweißtreibenden Aktivitäten ist es mehr. Diese Menge muss durch Nahrung (ca. 40 %) und Getränke (60 %) ausgeglichen werden, d.h. Sie müssen mindestens 1,5 Liter pro Tag trinken, besser mehr. Ideale Getränke sind Quellwasser, basisches Mineralwasser oder ungesüßter Tee.

Trinken Sie das erste Glas Wasser direkt nach dem Aufstehen, um den Flüssigkeitsverlust der Nacht auszugleichen. Stellen Sie die Wassermenge schon am Morgen bereit und haben Sie so die Übersicht, wie viel Sie bereits getrunken haben.

... zu guter Letzt!

Manche Dinge, die Sie in diesem Buch gelesen haben, waren möglicherweise nicht neu für Sie. Hoffentlich haben Sie auch einige neue Anregungen bekommen, wie Sie es anstellen können, sich fitter und lebendiger zu fühlen. Ich hoffe, dass ich Ihnen einige Impulse geben konnte, wie Sie Ihre Gesundheit und Ihr Wohlbefinden nachhaltig steigern können – trotz eines vollen Terminkalenders. Ich wünsche mir, dass Sie erkannt haben, wie wichtig Balance für den Erhalt Ihrer Lebensqualität ist und Sie haben gelernt, wie Sie sich Auszeiten schaffen und diese kleinen Zeitinseln nutzen, um sich zu stärken und Energie zu tanken. Die vielen Übungen, Hinweise und (Gesundheits-)Tipps haben Sie nun veranlasst, Ihr persönliches Programm zusammenzustellen, loszulegen und mit Hilfe der Unterstützungsinstrumente – z. B. dem Fitness- und Wohlfühlplaner und den Affirmationen – dranzubleiben.

Wenn Sie nach der Lektüre dieses Buches nun besser auf sich achten und dauerhaft in allen Bereichen für sich selbst sorgen, dann hat »Workout für Vielbeschäftigte« seine Aufgabe erfüllt und ich mein Ziel erreicht. Ihre Gesundheit und Vitalität lange zu erhalten bzw. zu verbessern, das sind Sie vor allem sich selbst schuldig. Aber auch Ihre Familie, Ihre Freunde und Ihr Arbeitgeber werden sich freuen, wenn es Ihnen gut geht und Sie lange fit und leistungsfähig bleiben.

Der neue Weg wird manchmal ein wenig holperig sein und vielleicht von Zeit zu Zeit auch beschwerlich. Sie werden mitunter versucht sein, der Bequemlichkeit nachzugeben und in die alten Verhaltensmuster zurückzufallen. Achten Sie auf diese Fallen und schalten Sie um, sobald sich der Schweinehund wieder zurückmeldet. Und sollten Sie dennoch einmal schwach werden, ärgern Sie sich nicht! Nutzen Sie Rückschläge als Chance für einen Neuanfang!

Alles Gute Ihre
Jutta Preisinger

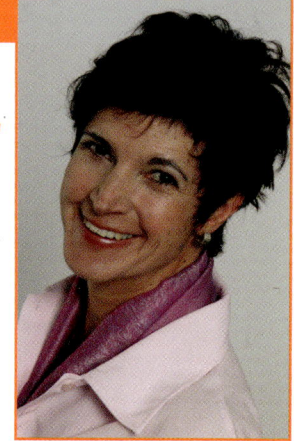

Danksagung

Ich bedanke mich ganz herzlich bei den Menschen, ohne deren Hilfe und Unterstützung dieses Buch nicht hätte entstehen können. Sie alle haben mich bestärkt und ermutigt, meinen Weg zu gehen. Ganz besonders danke ich meinem Mann, der mich durch die Höhen und Tiefen des Schreibens und Recherchierens begleitet hat und mir stets ein guter Kritiker war. Ich lerne jeden Tag dazu und bin immer neugierig geblieben. Das verdanke ich all meinen Dozenten und Seminarleitern, meinen Kollegen aus unterschiedlichsten Fachrichtungen und meinen Kunden, die mich über die Jahre hinweg begleitet haben und von denen ich selbst vieles lernen durfte. Ohne diesen intensiven Austausch, die unzähligen Gespräche, das wertvolle Feedback und die tollen Denkanstöße hätte dieses Buch nicht entstehen können.

Außerdem danke ich ganz besonders den Mitarbeiterinnen des Paul Pietsch Verlags für ihr Vertrauen und die gute Zusammenarbeit. Ich freue mich sehr, dass sie mich darin bestärkt haben, ein weiteres Buch zu veröffentlichen.